Erich Keller

EFT

Körperliche und emotionale Blockaden auflösen

pickup

Erich Keller

EFT

Körperliche und emotionale Blockaden auflösen

Die Inhalte des Buches wurden vom Verfasser nach bestem Wissen erstellt und mit größtmöglicher Sorgfalt geprüft. Sie bieten jedoch keinen Ersatz für eine kompetente medizinische Beratung. Weder Autor noch Verlag können für eventuelle Nachteile oder Schäden, die aus den im Buch gegebenen Hinweisen resultieren, eine Haftung übernehmen.

Bibliografische Information der Deutschen Bibliothek

Die Deutsche Bibliothek verzeichnet diese Publikation in der Deutschen Nationalbibliografie; detaillierte bibliografische Daten sind im Internet unter http://dnb.ddb.de abrufbar.

Umschlaggestaltung: ZERO Werbeagentur, München
Satz: EDV-Fotosatz Huber / Verlagsservice G. Pfeifer, Germering
Druck und Bindung: Alcione, Lavis
Printed in Italy

ISBN 978-3-7205-4052-0

Inhalt

Vorwort

»Ich habe EFT nur einmal gemacht und meine monatelangen Rückenschmerzen, gegen die ich so viel ohne wirklichen Erfolg unternommen hatte, waren wie weggeblasen.« *Rita*

»Seit Wochen quälte ich mich in diese Besprechungen mit K. Schon der Gedanke daran löste in mir massive Ängste aus. Nach zweimal EFT vor der nächsten Besprechung verhielt sich K. sonderbar freundlich. Inzwischen arbeiten wir gerne zusammen.« *Petra*

»Das habe ich nicht geglaubt, dass ich einmal durch einen langen Tunnel allein mit dem Auto fahre und keine Panikattacken habe.« *Hans*

»Fliegen? Früher eine Qual, schon Tage vorher. Heute entspannte Normalität.« *Doris*

Stellen Sie sich vor, auch Sie können sich von allerlei kleinen oder großen Beschwerden, Beeinträchtigungen, Konflikten und Ängsten selbst befreien. Sie lernen jetzt diese neuartige Methode und brauchen in vielen Fällen keinen Spezialisten mehr. Sie machen es selbst, zuhause oder wo immer Sie sind. Sie sprechen keine Termine ab, fahren nicht durch die Gegend, suchen nach einem Parkplatz, warten nicht auf eine Behandlung, müssen keine langwierigen therapeutischen Maßnahmen über sich ergehen lassen.

Das Versprechen dieses Buches ist: Sie könnten sich ein großes Maß Freiheit erschaffen, sich ein dauerhaftes Geschenk machen, wenn Sie die Methode EFT lernen. Das Geschenk können Sie auch an andere Menschen weitergeben. Denn was Sie mit sich machen, können Sie auch mit Ihren Mitmenschen – Ihrer Familie, Ihren Freunden, Ihren Bekannten, Ihren Kollegen – machen.

Ich habe mich, seit ich die Methode kennen und anwenden gelernt habe, von allen anderen therapeutischen und beraterischen Methoden verabschiedet, da ich hier eine elegante und leichte Technik bekommen habe, die der Amerikaner Gary Craig entwickelt und kostenfrei ins Internet gestellt hat, was schon mal etwas ganz Neues war: Es kostet nichts, jeder hat Zugang zur Methode.

Inzwischen ist aus einer Methode, die nur für emotionale Blockaden entwickelt wurde, eine Anwendung geworden, die für die verschiedensten Probleme oder Themen ebenso wirkungsvoll ist. So wird EFT heute für folgende Themen (beim EFT spricht man nicht mehr von Problemen) von Laien oder Spezialisten angewandt:

- Jeglicher Stress: körperliche und nervöse Disharmonien, stressbedingte und chronische Schmerzen, degenerative Störungen und funktionale Beschwerden
- Psychische Disharmonien und mentale Blockaden: Ängste, Phobien, Zwangsvorstellungen, Zwangsstörungen, Essstörungen, Süchte aller Art, Depressionen, chronische Müdigkeit, Traumata, posttraumatisches Stresssyndrom, Innere Unruhe, Ärger, Wut, Schuldgefühle, Eifersucht, Liebeskummer, Traurigkeit, Verzweiflung und viele mehr

Darüber hinaus hat sich EFT auch gut bei Leistungsblockaden oder Erfolgsblockaden in Schule, Beruf, Sport, Hobby, bei Lernblockaden und bei Gewichtsproblemen bewährt.

Ich habe die Methode in diesem Buch so beschrieben, dass Sie EFT für sich selbst anwenden können. Denn darum geht es hier: Sie lernen erst einmal die Methode, um Ihre Befindlichkeit oder Ihre Situation zu verändern. Ich empfehle, erst danach EFT mit anderen Menschen zu machen – wenn Sie sich sicher und erfahren fühlen.

Nutzen Sie Ihre Chance und machen Sie EFT mit allem, was Sie einschränkt, stresst, quält, für eine bessere Lebensqualität, für mehr Lebensfreude.

Wissenswertes zum Verständnis von EFT

Was wir heute unter Methoden der Energetischen Psychologie kennen, hatte seinen Anfang vor mehr als 20 Jahren mit der Entdeckung des amerikanischen Psychologen Joseph Callahan, so genannte Klopfpunkte aus der Akupunktur und Kinesiologie mit seiner psychologischen Arbeit zu kombinieren. Callahan konnte durch das Klopfen mit seinem Finger auf einem (!) Punkt auf einem Meridian bei einer Patientin eine jahrelange Wasserphobie und Albträume beenden. Callahans ursprüngliche Methode bestand aus einer Serie von verschiedenen Klopfreihenfolgen, dem Klopfen bestimmter Akupunkturpunkte, wobei sich der Klient auf sein Symptom oder sein Thema konzentriert.

Gary Craig, einer seiner Schüler, vereinfachte die Methode dahingehend, dass es nur noch eine Reihenfolge von Klopfpunkten gibt. So ist die Methode leicht erlernbar und praktizierbar.

EFT folgt der Annahme, dass Energieblockaden mit ihren mentalen, psychischen, psychosomatischen und physischen Folgen behandelt werden können, indem man das Energiesystem des Körpers anspricht. Das Energiesystem ist seit Jahrtausenden durch die Akupunktur und Meridianlehre und als neuzeitliche Sichtweise durch Albert Einstein, der mutmaßte, dass alles, auch unsere Körper, Energie sei, bekannt. Durch verschiedene Umstände kann es dazu kommen, dass die ansonsten frei fließende Energie blockiert oder vermindert wird. Dann sprechen wir von einer energetischen Blockade. Als Vergleich eignet sich ein verkalktes Wasserrohr (Blockade), aus dem immer weniger Trinkwasser fließt. Die Folge ist, dass der Mensch kein Trinkwasser bekommt und Durst erleidet (Symptom).

Der Kernsatz des EFT lautet:

> Die Ursache aller mentalen, emotionalen und körperlichen Symptome liegt in einer Unterbrechung des Energieflusses.

Die Unterbrechung geschieht durch eine Blockade. Wird die Blockade aufgelöst – was durch EFT erreicht werden kann –, verschwindet das Symptom.

Wie entstehen die Blockaden?

Unangenehme, schmerzliche, ängstigende, traumatisierende – also negative – Erinnerungen können beispielsweise eine Blockade bilden. Fragen Sie sich einmal selbst: An wie viele Situationen können Sie sich erinnern, bei denen Sie jetzt noch emotional werden? Wo Sie die Wut oder den Ärger, die Scham oder die Schuldgefühle, den Schmerz, den Schock wieder erleben – genau diese Gefühle wahrnehmen wie bei der ursprünglichen, erinnerten Situation? Jede solcher Erinnerungen an Situationen oder Menschen, die eine negative Emotion auslösen, sind eine energetische Blockade.

Vielen Problemen liegen hinderliche oder sabotierende Glaubenssätze oder Überzeugungen zugrunde. Diese können von Ihnen selbst aufgespürt werden – manchmal offenbaren sie sich aber erst im Gespräch mit anderen. In diesen Glaubenssätzen spiegelt sich Ihre persönliche Interpretation Ihres Lebens wider. Ihre unbewussten Glaubenssätze und Glaubenssysteme erschaffen Ihre persönliche Realität. Negative Glaubenssätze verursachen Probleme psychischer, physischer, mentaler, emotionaler und spiritueller Natur.

Einschränkende Glaubenssätze können lauten: *Ich bin schwach*, *Keiner beachtet mich*, *Ich darf nicht reich sein*, *Mehr steht mir nicht zu* oder *Das ist zu viel für mich*.

Diese Glaubenssätze und inneren Haltungen entstehen überwiegend während der Kindheit. Je jünger ein

Mensch zu der Zeit ist, in der er einen Glaubenssatz oder eine Überzeugung aufnimmt, desto anhaltender sind deren Einflüsse auf das weitere Leben. Generelle Sichtweisen über die Welt, die Menschen, die Umwelt können eine gut versteckte Blockade bilden. Da sie in frühen Jahren gebildet werden, entsprechen sie oftmals dem Weltbild eines Kleinkindes oder einer Sechsjährigen, aber nicht mehr dem weiter entwickelten Erwachsenen.

Gedanken und Gefühle, die aus dem Unterbewusstsein zu uns drängen, beeinflussen unsere Entscheidungen, unsere Handlungen, bestimmen unseren Erfolg oder Misserfolg, unsere Gesundheit, die Qualität unserer Beziehungen usw. Die verinnerlichten Glaubenssysteme sind verantwortlich für die Qualität unseres Lebens. Sie bleiben normalerweise lebenslang bestehen und bestimmen unser Leben. Es sei denn, man wendet Methoden wie beispielsweise EFT an, um ihnen die Kraft zu nehmen und bestenfalls ein sorgenfreies Dasein zu erleben.

Die tatsächliche Befreiung wird bei EFT bewirkt, indem der automatische Mechanismus

negativer Gedanke → führt zu Energieblockade → führt zu Symptom / Problem unterbrochen wird, indem die Energieblockade aufgehoben wird, während Sie sich auf Ihr Thema konzentrieren.

Was sicher passiert und was passieren kann

Es ist wichtig zu wissen, dass durch das Klopfen auf den Kopfpunkten (Sie werden die Punkte später kennen lernen) elektrochemische Veränderungen der Gehirnströme stattfinden, weil Impulse an die Hirnareale gesendet werden. Botenstoffe wie beispielsweise Serotonin werden ausgeschüttet oder bestimmte Organe erfahren einen stärkeren oder reduzierten Energiezufluss.

Der Vorgang der Beeinflussung der Gehirnströme ist insofern interessant, da er eine Erklärung dafür gibt, warum beispielsweise Angst- oder Panikzustände innerhalb einer Sitzung mit EFT aufgelöst werden können. Für den Außenstehenden ist es oft schwer verständlich, wenn ein Mensch mit Höhenangst (was aber tatsächlich eine Tiefenangst ist – ein hartnäckiger Irrtum, der viele Therapiebemühungen zunichte oder mühsam macht) nach 30 Minuten EFT auf den Balkon im 10. Stock geht und sagt: »Das sieht ja interessant aus!«

In diesem Fall haben sich die Hirnfrequenzverhältnisse deutlich verändert. Wenn sich die Frequenzen im zentralen und im vorderen Teil des Gehirns zunehmend normalisieren, gehen bei diesem Beispiel die Angst- oder Paniksymptome zurück. Es werden Botenstoffe aktiviert, Impulse an Hirnareale gesendet und der Energiefluss gesteigert.

Durch das Klopfen können auch jahrzehntelange negative, blockierende Denk- und Verhaltensmuster unterbrochen werden und eine Wahl für eine andere Denkweise und ein anderes Verhaltensmuster getroffen werden – meistens natürlich das positive Gegenteil.

In einer speziellen Sequenz des EFT – der Gamutsequenz – werden für den außenstehenden Laien zusätzlich merkwürdige Augenbewegungen gemacht, gezählt und gesummt. Wozu denn das? Um die Lösung des Themas im gesamten Hirnareal zu vernetzen und belastendes Gedankenmaterial zu neutralisieren. Die Augenbewegungen stammen aus der Methode *Eye Movement Desensitization and Reprocessing* (EMDR).

Ein Kursteilnehmer, der EFT gelernt hatte und regelmäßig machte, berichtet mir zu diesem Ablaufschritt des EFT:

»Mein Denken und Fühlen hat sich während des Augenrollens total verschoben. Ich war im Schmerz wegen einer Arbeitskollegin, die ich gerne näher kennen ge-

lernt hätte und die sich für mich nicht öffnen kann oder will. Ich bin diesbezüglich aus vielen Gründen seit Jahren überempfindlich, hilflos, zu verspannt und lange hatte ich praktisch kein stabiles emotionales Gerüst, um mit weiblicher Ablehnung umzugehen. Aber als ich kürzlich im Schmerz die Augen rollte, kam mir der Gedanke: ›Du musst alles anschauen.‹

Und in der Tat sah ich dann den Arbeitsplatz, den Arbeitgeber, die Kollegen, die vielen offenen Türen, die eigentliche Zwanglosigkeit in meinem Leben, was alles stimmte.

Dies geschah im Moment des Augenrollens und nahm mir das Gefühl, überfordert zu sein, total weg. Ich war praktisch sofort souverän – und überrascht. Ich glaube auch etwas für zukünftige Momente solcher Art gelernt zu haben… Während eines weiteren Augenrollens war mir, als ob meine Seele seit vielen Jahren mit den Augen auf einen einzigen Punkt gestarrt hätte, und nun lenkte sie ihre Augen von diesem Punkt ab und begann wieder, umherzuschauen…

Mein Leben hat also viel Schmerz weniger, und es gibt diesbezüglich keine dauernden inneren Verspannungen mehr. Es ist sehr beeindruckend, wenn sich Dinge bewegen, die jahrelang starr waren.«

EFT mit seiner ganz einfachen Erkenntnis

> »Der Grund aller negativen Emotionen und deren körperlichen Folgeerscheinungen liegt in einer Unterbrechung oder Störung des körperlichen Energiefeldes«

stellt die meisten Vorstellungen der konventionellen Psychologie oder Psychotherapie auf den Kopf. Wenn die Ursache für alle negativen Emotionen in einer Unterbrechung bzw. einer Störung im Energiesystem des Körpers zu suchen ist, werden zur Auflösung keine langen und oft quälenden Gespräche oder Konfrontationen mit dem früher Erlebten notwendig, genauso wenig wie jahrelange Analysen.

Auf allen Ebenen, körperlich, emotional und mental, wird dieselbe Methode angewandt, die jeweils durch die Lösungssätze angepasst werden kann, die das zu bearbeitende Thema genau ansprechen oder adressieren.

Das Besondere an der EFT-Methode ist nicht nur die Effektivität, sondern auch die Schnelligkeit, in der fühlbare und dauerhafte Ergebnisse erreicht werden können.

Die Methode

Was Sie beachten sollten

EFT ist keine Therapie und ersetzt keinen Arztbesuch oder fachärztliche Untersuchung bzw. Diagnose bei körperlichen oder mentalen Beschwerden, insbesondere bei chronischen Erscheinungen. Bei empfohlener Einnahme von Medikamenten oder sonstigen krankheitsrelevanten Therapien können diese nur in Abstimmung mit dem behandelnden Arzt reduziert oder abgesetzt werden. Wer EFT bei sich selbst oder anderen Menschen durchführt, muss die Verantwortung dafür übernehmen.

Die EFT-Methode ist einfach, braucht nicht viel Zeit und kann durchaus mehrfach täglich gemacht werden, wenn sich ein Thema als hartnäckig erweist. Am Ende des Buches finden Sie ein Schaubild, das Ihnen hilft, EFT leicht und flüssig durchzuführen. Wie die meisten Anwender werden Sie diese Übersicht nach einigen Durchgängen nicht mehr brauchen. Es ist wie mit dem Schwimmen – wenn man es kann, braucht man keine Anleitungen mehr.

Der Ablauf der Methode

Die Methode (Basissequenz) umfasst folgende Schritte:

1. Thema finden, klären
2. Einschätzung abfragen
3. 3-mal Einstimmung sprechen und dabei Einstimmungszone
4. massieren oder den Karatepunkt klopfen
5. Basissequenz klopfen
6. Gamutsequenz durchführen
7. Basissequenz klopfen
8. Einschätzung wieder abfragen

Der gesamte Prozess dauert 2–3 Minuten, wenn das Thema oder Problem möglichst genau definiert ist.

Wenn Ihnen beim Lesen der Gedanke *Das lerne ich nie!* oder *Das kann ich mir nicht merken!* kommt, dann ist das schon die erste Übung, die Sie mit EFT machen können.

Das Thema

Normalerweise wollen Sie die Methode bei sich selbst anwenden, weil etwas als störend, belastend oder einschränkend empfunden wird. Hinter einem Thema können verschiedene und völlig andere Aspekte verborgen sein. Als Aspekte werden die Hintergrundgeschichten oder die damit verbundenen Themen bezeichnet. Verlieren Sie sich nicht in einer endlosen, großen Geschichte, sondern bleiben Sie exakt bei dem, was in diesem Moment das Problem oder die belastende Situation für Sie ist.

Klare Aussagen sind wichtig. Je spezifischer das Thema genannt wird, desto eher wird es getroffen. Vermeiden Sie Generalisierungen wie

Ich habe Schmerzen
Ich kann das nicht
Ich habe nie genug Geld
Dieses komische Gefühl
Irgendwie klappt nichts bei mir

sondern suchen/fragen Sie nach konkreten Situationen und gehen Sie diese mit EFT an:

In der Öffentlichkeit sprechen, insbesondere bei Besprechungen in der Firma, macht mich unsicher
Diese dauernden Kopfschmerzen
Die Nervosität beim Fahren
Die immer wieder auftauchende Eifersucht

Für den Anfang gilt: Je genauer die Beschreibung des Themas, desto eher kann es sich auflösen.

Wenn Sie bemerken, dass unangenehme Gefühle oder auch körperliche Reaktionen auftauchen (Druck in der Brust, Atemnot, Herzklopfen, eine Faust wird geballt, Schultern ziehen sich zusammen), machen Sie EFT erst mit diesen Erscheinungen, bis sie sich beruhigt oder aufgelöst haben:

Auch wenn mir jetzt der Atem stockt, …
Auch wenn mich das jetzt traurig macht, …

Die Einschätzung: Der Stresswert

Am Anfang und am Ende jedes Durchgangs steht die Einschätzung der Intensität des Themas oder des Stresses, den das Thema auslöst. Im folgenden Text spreche ich oftmals deshalb vom »Stresswert« oder »Wert«. Die Skala reicht von 0 bis 10. Bei sehr heftigen Themen kann auch ein Wert weit über 10 genannt werden. Sie brauchen diesen Wert, um einen Fortschritt und letztlich die Auflösung des Themas zu erkennen.

Stresswert 10 bedeutet dabei: Fast nicht mehr zu ertragen, beeinträchtigt mein Leben stark, übermächtiges Gefühl.

Stresswert 0 dagegen steht für: Ich bin völlig ausgeglichen und ruhig, Thema berührt mich nicht mehr, ich habe es vergessen.

Wenn es um die Bewertung/Skalierung geht, fragen Sie sich immer nach dem JETZIGEN Grad von Stress, Beeinträchtigung, Emotionalität, Angst, Panik, Schmerz, Scham, Einschränkung, und nicht, wie es DAMALS war, wenn es um vergangene Situationen geht:

Wie stark ärgert mich das jetzt genau?
Wenn ich meine Kopfschmerzen jetzt einschätze, dann ist das eine Acht.
Wenn ich die Situation meiner Kündigung vor mir sehe, dann erschüttert mich das jetzt wie eine Zehn.

Mit folgenden Formulierungen können Sie Ihre Fragen einleiten:

Wenn ich mir jetzt vorstelle, …
Wenn ich jetzt daran denke,…
Wenn ich mir selbst jetzt zuhöre,…
was geschieht da bei mir?
wie sehr belastet mich das?
wie sehr quält mich das?

wie sehr stört mich das?
wie sehr verurteile ich das?
wie sehr schäme ich mich dafür?

Wenn ich mir jetzt vorstelle, ich würde …, wie sehr beunruhigt mich das?

Die Einstimmungssequenz

Der Lösungssatz teilt sich in das Thema (Problem, Symptom, Geschichte) und die positive Aussage, dass man »sich liebt und akzeptiert« oder »völlig in Ordnung ist«.

Zur Einstimmung wird der gefundene Lösungssatz auf der Einstimmungszone »massiert«. Diese Zone liegt im Brustbereich, und zwar ca. 10 cm unterhalb der Delle unter dem Adamsapfel und dann wieder 10 cm nach links oder rechts, zwischen zweiter und dritter Rippe (*sore spot*, ein neurolymphatischer Reflexpunkt, der bei Druck etwas schmerzhaft spürbar sein kann).

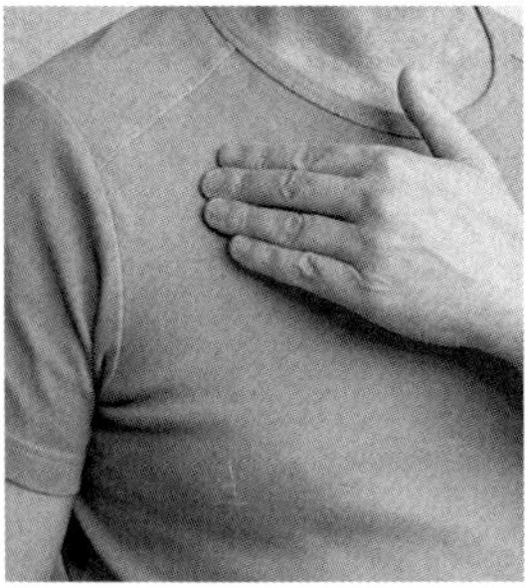

Einstimmungszone

Als Alternative bietet sich der Karatepunkt an, auf den der Lösungssatz geklopft wird. Der Karatepunk ist auf der Außenseite der Hand unter dem unteren Gelenk des kleinen Fingers.

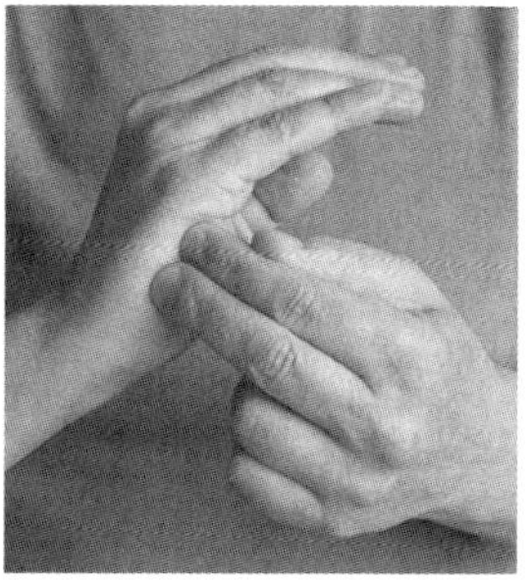
Karatepunkt

Die Einstimmungszone ist immer zu Beginn des EFT-Durchgangs mit zwei oder drei Fingern von innen nach außen zu massieren; der Karatepunkt wird mit zwei oder drei Fingern geklopft.

Dabei wird der Lösungssatz laut gesprochen. Er wird 3-mal wiederholt:

> *Auch wenn ich …* (Problem/Thema) *habe, liebe und akzeptiere ich mich voll und ganz* oder *Auch wenn ich jetzt …, bin ich völlig in Ordnung*

So könnten die Sätze beispielsweise lauten:

Auch wenn ich diese schrecklichen Schmerzen im Rücken habe, liebe und akzeptiere ich mich voll und ganz.

Auch wenn ich so wütend bin auf mein Versagen, bin ich völlig in Ordnung.

Auch wenn ich so schlecht auf Menschen zugehen kann, liebe und akzeptiere ich mich voll und ganz.

Auch wenn ich nicht glaube, dass EFT bei mir wirkt, liebe und akzeptiere ich mich voll und ganz.

Die Punkte

Nun kommen wir zu den Punkten, die anschließend geklopft werden. Die meisten Punkte liegen sowohl auf der *linken* als auch auf der *rechten* Körperseite, das heißt, sie können wahlweise benutzt werden. Es sind Punkte, die auf den Hauptmeridianen und direkt unter der Haut liegen und somit leicht erreichbar sind. Sollten Sie einen Punkt leicht verfehlen: Kein Problem, die leichte Erschütterung, die das Klopfen erzeugt, erreicht den Punkt, löst aber bei anderen Punkten keine Wirkung aus.

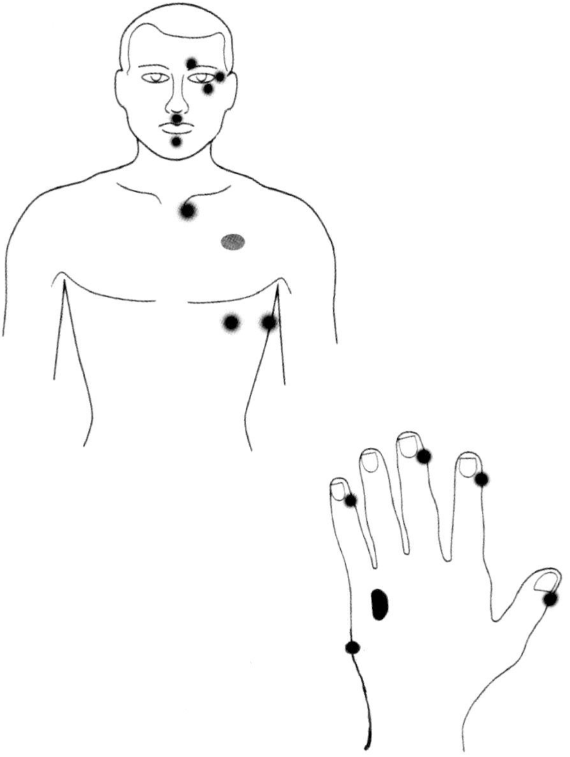

All Punkte auf einen Blick

Punkt 1: Auge innen – Anfang innere Augenbraue

Punkt 2: Augen außen – auf dem Knochen, im Augenwinkel, seitlich Auge

Punkt 3: Jochbein – unter der Augenmitte auf dem Jochbein, da ist eine kleine Einkerbung

Punkt 4: Unter Nase – unterhalb Nase und auf Oberlippe mittig, nicht auf den Zähnen, auf dem Zahnfleisch

Punkt 5: Kinn – mittig unterhalb Unterlippe/Kinn

Punkt 6: Schlüsselbein – in der Mulde unter dem Kehlkopf (Adamsapfel), 3 cm nach unten und 3 cm nach links oder rechts, unter Schlüsselbein und neben dem Brustbein

Punkt 7: Unter Arm – eine Handbreit oder 10 cm unter der Achsel auf Körperseite, auf Höhe der Brustwarze oder oberer Rand des BHs

Punkt 8: Unter Brust – unter dem Brustansatz, 2 Finger darunter, vertikal unter der Brustwarze

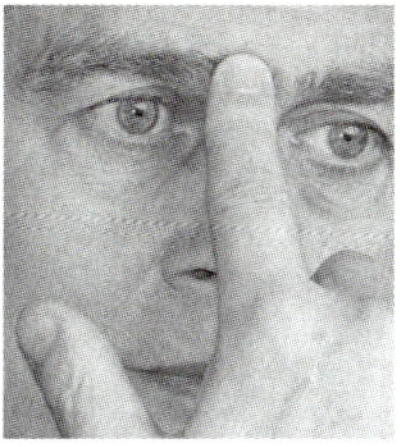

Punkt 1

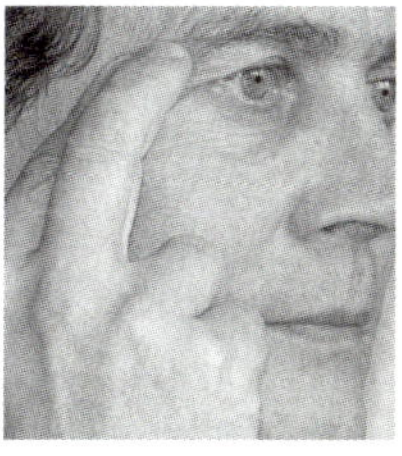

Punkt 2

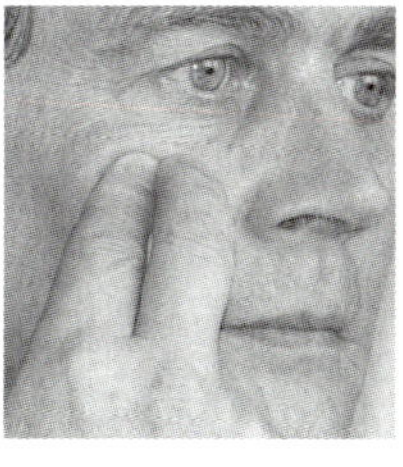

Punkt 3

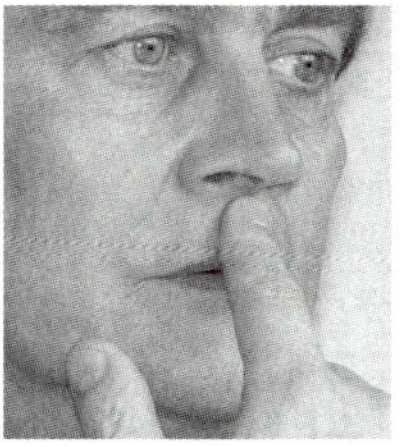

Punkt 4

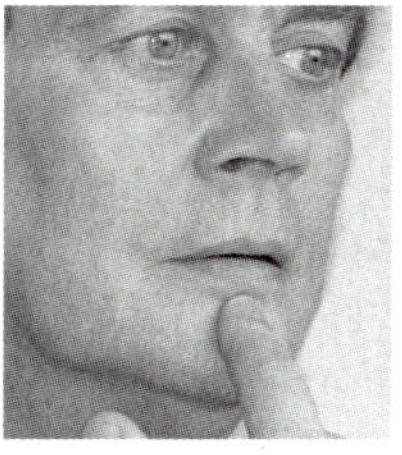

Punkt 5

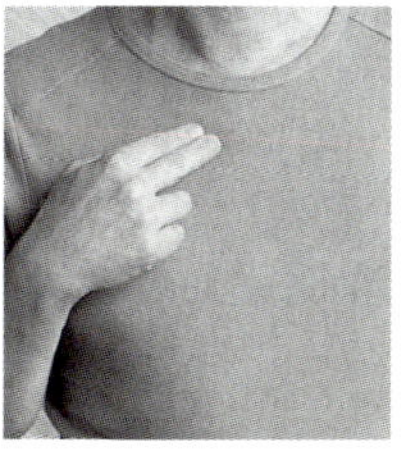

Punkt 6

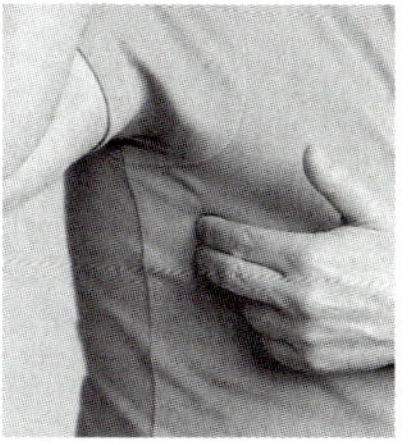

Punkt 7

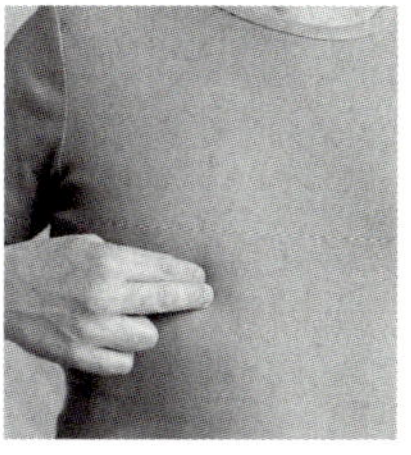

Punkt 8

Die folgenden Punkte befinden sich an der äußeren Seite des Fingernagels am unteren Nagelbett:

Punkt 9: Daumen

Punkt 10: Zeigefinger

Punkt 11: Mittelfinger

Punkt 12: kleiner Finger

Hinzu kommen noch die folgenden Punkte:

Punkt 13: Handkanten-/Karatepunkt, eine Handlinie führt genau dorthin, hinter dem Gelenk des kleinen Fingers

Punkt 14: Gamutpunkt, 2 – 3 cm hinter dem Knöchel von kleinem Finger und Ringfinger in der Rinne auf dem Handrücken

Der Gamutpunkt ist der dritte Punkt auf dem Dreifacher-Erwärmer-Meridian.

Der Dreifache Erwärmer schaltet die Stress-Reaktion an, wenn er sich bedroht fühlt. Mit dem Klopfen oder Reiben dieses Punktes können Sie nicht nur Stress reduzieren, sondern beispielsweise auch den Blutzucker regulieren.

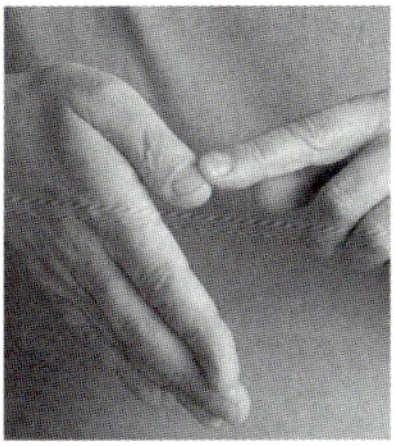

Punkt 9

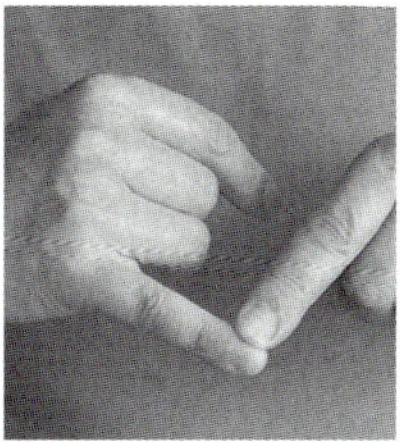

Punkt 12

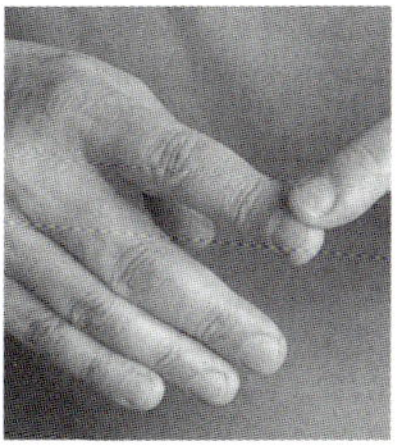

Punkt 10

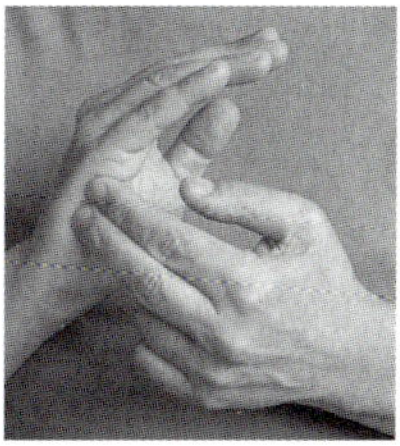

Punkt 13

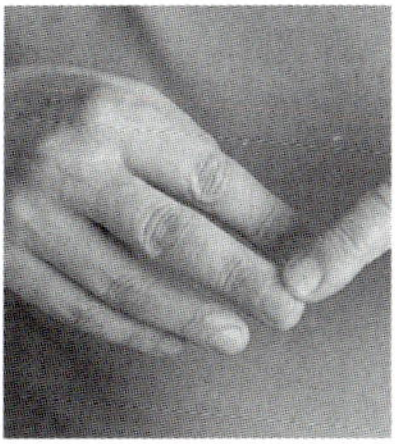

Punkt 11

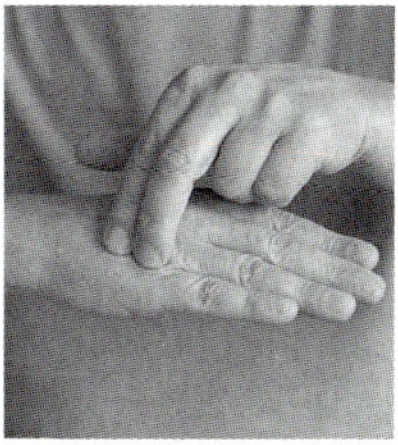

Punkt 14

Das Klopfen kann mit dem Zeige- oder Mittelfinger oder beiden Fingern ausgeführt werden. Jeder Punkt wird 7 bis 8-mal geklopft. Die Punkte im Gesicht sind nur leicht zu klopfen, während alle anderen Punkte kräftiger geklopft werden können. Üben Sie das Klopfen, damit Sie Druck und Tempo für sich verinnerlichen können.

Während die Punkte geklopft werden, wird eine Kurzform des Themas *ständig* entweder laut oder leise wiederholt.

Eine Kurzform ist beispielsweise:
Dieses Versagen
Dieser Stress
Diese Kopfschmerzen
Angst vor Verlust
Angst vor dem Fliegen
Diese Sucht

Die Gamutsequenz

Diese Sequenz wird auf dem Gamutpunkt geklopft. Mit dieser Sequenz ist jeder Durchgang abzuschließen. Nur wenn Sie EFT übergangslos mit verschiedenen Themen machen möchten, kann die Gamutsequenz entfallen.

Der Kopf wird aufrecht gehalten. Während der gesamten Gamutsequenz wird mit zwei oder drei Fingern der Gamutpunkt fortwährend sanft geklopft.

1. Augen schließen
2. Augen öffnen und nach unten rechts auf den Boden schauen
3. dann nach unten links auf den Boden schauen
4. Augen im Uhrzeigersinn rollen
5. Augen gegen den Uhrzeigersinn rollen
6. ein Lied summen (nicht singen), 5 bis 7 Sekunden
7. schnell hörbar zählen von 1 bis 5
8. noch einmal eine Melodie summen
8. noch einmal summen

Hinweis: Sie können die Reihenfolge der Schritte ändern.

9. noch einmal alle Punkte klopfen und Kurzform sprechen
10. möglicherweise Rückkehr zur Einschätzung, weitere Durchgänge, Veränderung des Lösungssatzes

Schätzen Sie, fühlen Sie, ob überhaupt oder wie sehr das Thema, die Sache, die Emotion noch spürbar ist.

Sollte der Wert nicht auf Null sein, dann wiederholen Sie das ganze EFT mit einem dem Wert angemessenen Satz wie *Auch wenn da* ***noch ein wenig*** *...ist, liebe und akzeptiere ich mich voll und ganz.*

Jetzt kennen Sie alle Schritte der Basissequenz und können EFT anwenden.

Das Ziel ist natürlich, bei jedem Thema oder Problem auf den Wert 0 zu kommen. Wenn Sie feststellen, dass es für Sie beispielsweise beim Wert 2 schon viel leichter geworden ist und Sie damit zufrieden sind, hören Sie auf. Gewaltsame Radikallösungen sind nicht nötig.

Sie müssen auch anerkennen, dass komplexe Themen wie jahrzehntelange Abhängigkeiten, Verhaltensweisen, Schmerzen, die von einem Wert von über 10 auf den Wert 2 gesunken sind, einer mehrmonatigen therapeutischen Maßnahme entsprechen.

Gähnen oder Müdigkeit während oder nach weiteren Durchgängen ist ein deutliches Signal, dass sich Anspannung und Stress gelöst haben. Es hat sich was bewegt!

Sie haben jetzt die Grundausstattung des EFT gelernt. In den meisten Fällen wirkt EFT sofort und die Fortschritte oder Veränderungen sind dauerhaft. Beginnen Sie EFT anzuwenden, wann immer es möglich und angebracht ist. Häufiges Anwenden macht Sie sicherer und besser.

Für den Fall, dass EFT nicht die erwünschten Resultate bringt oder Sie noch mehr Möglichkeiten des EFT nutzen möchten, können Sie im Folgenden eine Erweiterung der Methode nachlesen. Damit können Sie zum fortgeschrittenen Anwender werden.

Überblick: Der EFT-Prozess

1 Problem/Thema genau beschreiben.

2 Skalierung 0 …. 10 schätzen.

3 Einstimmungssatz finden und formulieren.

4 Einstimmungssequenz: Einstimmungszone massieren oder Karatepunkt klopfen und Einstimmungssatz 3-mal wiederholen.

5 Klopfsequenz: Alle Punkte klopfen und Kurzform des Themas aussprechen.

6 Gamutsequenz: Auf Gamutpunkt andauernd klopfen, nicht sprechen. Kopf gerade halten.
Augen zu.
Augen auf, links unten und dann rechts unten auf den Boden schauen.
Augen rollen links herum und rechts herum.
Summen einer Melodie, nicht singen (ca. 5–7 Sekunden).
Laut zählen von 1 bis 5.
Noch einmal summen.

7 Klopfsequenz noch einmal machen: Alle Punkte, Kurzform aussprechen.

8 Skalierung erneut schätzen.

Wenn das Thema nicht aufgelöst werden konnte: Wiederholen Sie den alten Einstimmungssatz oder formulieren Sie ihn neu. Beginnen Sie dann erneut mit dem EFT-Durchgang.

Erweiterung der Methode

Neue Themen tauchen auf

Es kann sein, dass, während Sie EFT machen, neue Themen auftauchen. Emotionale Blockaden oder negative Gedanken, Glaubenssätze, Überzeugungen – wie Begrenzungen oder Aussichtslosigkeit – können in den Vordergrund treten. Sie sind oftmals wie ein Puzzle miteinander verbunden.

Eine Frau, die EFT wegen ihrer ständigen Schulterschmerzen machte, hatte nach einigen Durchgängen das Bild, jemand stünde hinter ihr. Nach einem EFT-Durchgang mit dem Satz *Auch wenn da jemand hinter mir steht,...* wurde ihr klar, dass es sich um ihre früher oft kritisierende Mutter handelte. Ärger kam auf über ihre Mutter und sich selbst, dass sie sich immer noch nicht von der Mutter gelöst hatte. Also machte sie EFT mit den Themen *über mich ärgern* und *kritisierende Mutter hinter mir*. Nach einigen Durchgängen wurden die Schmerzen geringer und verschwanden am Tag darauf ganz und kamen auch nie wieder.

Beschäftigen Sie sich mit allem, was auftaucht, wenden Sie EFT wirklich auf alles an – auf alle emotionalen und mentalen Hintergründe, um die Beschwerden vollständig aufzulösen. Entfernen Sie Teil für Teil des Puzzles und es wird auseinanderfallen.

Skepsis, Misstrauen, Einwände

Nicht selten höre ich den Einwand der Skepsis oder des Misstrauens. Wie viele kostspielige Methoden hat man versucht, was hat man nicht alles unternommen, wie aussichtslos ist doch die Situation oder in diesem Alter wird das sowieso nichts mehr.

Machen Sie erst EFT mit Ihrer Skepsis oder Ihr Misstrauen, bevor Sie das eigentliche Thema angehen.

Es gibt zwei Möglichkeiten der Auflösung der Skepsis: Es wird die Gegenfrage nach der Basis des skeptischen Standpunkts gestellt und ein Beweis dafür verlangt. Können Sie mit absoluter Sicherheit beweisen, dass es wirklich nicht funktioniert? Es gibt einen sehr alten Einwand gegen die Skepsis, der besagt, dass der Skeptiker, gleichgültig was er sagt, seine Skepsis oder sein Misstrauen selbst nicht ernst nehmen und nach ihr leben könne. Wahrheit wird durch Leidenschaft geschaffen und Skepsis zerpflückt sie wieder.

Fragen Sie sich: *Wie sehr misstraue ich dem Verfahren?* und *Wie sehr glaube ich, dass diese Methode ausgerechnet bei mir nicht wirkt?* Machen Sie damit mindestens einmal EFT und achten Sie auf eine Veränderung.

Vielleicht kennen Sie das auch aus anderen Lebensbereichen? Vielleicht sind Sie grundsätzlich vorsichtig oder skeptisch? Dann erweitern Sie Ihre Sätze so wie im vorangegangenen Beispiel: *Auch wenn ich grundsätzlich skeptisch bin gegenüber neuen Sachen/neuen Methoden/Heilsversprechen und diese ständigen Schulterschmerzen habe, bin ich völlig in Ordnung*; *Auch wenn ich so skeptisch bin, ob das auch bei mir klappt, bin ich völlig in Ordnung* oder *Auch wenn es mich auszeichnet, die Welt kritisch zu betrachten, …*

Versuchen Sie es mit einer provokativen Übertreibung: *Auch wenn ich vermute, dass ich das nicht schaffe und dass es ausgerechnet bei mir nicht wirkt, liebe und akzeptiere ich mich, wie ich jetzt bin* oder *Ausgerechnet bei mir wird das wohl nicht zum Erfolg führen!* Sie können hier auch humorvoll übertreiben. Sie denken von sich, dass Sie sowieso nie etwas schaffen? Dann nehmen Sie auch diese Vermutung in die Reihe Ihrer Lösungssätze auf. Sie werden merken, dass sich dieser Gedanke nicht lange aufrechterhalten lässt!

Der Prozess bleibt stecken

Probieren Sie diese Tricks:

- Gehen Sie kreativ an das Thema, das Problem heran. Nehmen Sie alles, was die Sache auflockern, bewegen kann.
- Schreiben Sie Ihr Thema auf einen Zettel und legen Sie diesen auf den Boden. Machen Sie einmal EFT auf dem Zettel und einmal neben dem Zettel stehend. Verändert sich der Stresswert?
- Machen Sie EFT im Gehen. Wandern Sie in Ihrer Wohnung oder Ihrem Büro herum.
- Setzen Sie sich nach einem EFT-Durchgang auf einen anderen Stuhl. Machen Sie auf dem anderen Stuhl EFT mit dem gleichen Thema.
- Halten Sie die Augen offen und starren Sie nicht auf einen Punkt.

Glaubenssätze blockieren die Lösung

Folgende Sätze können die selbstsabotierenden Glaubenssätze – im Sinne einer psychologischen Umkehr – lösen, die eine Erleichterung oder Änderung verhindern:

Auch wenn ich es nicht wert bin, ganz gesund zu werden, …
Auch wenn ich es nicht wert bin, glücklich zu sein, …
Auch wenn ich Angst habe vor den Veränderungen, die auf mich zukommen, wenn ich mein Problem nicht mehr habe, …
Auch wenn ich nicht glaube, dass mir ein so einfaches System helfen kann, …
Auch wenn ich es nicht für möglich halte, diese Sache loszuwerden, …
Auch wenn ich nicht in der Lage bin, noch einmal etwas Neues anzufangen, …
Auch wenn ich glaube, dass ich dieses Problem nie lösen werde, …
Auch wenn ich es immer wieder vergesse, …

Das Problem wird nicht gefunden

Wenn sich Zustände nicht ändern, liegt es daran, dass die eigentliche Sache – die Ursache – noch wirksam ist. Sie zu finden ist manchmal eine Kunst und erfordert Erfahrung oder Intuition. Einige allgemeine Sätze oder Fragen können dabei helfen, die Ursache zu finden. Sie führen oftmals zu wichtigeren Themen, in denen das Problem begründet liegt.

Woran erinnert mich diese Sache?
Wann habe ich zum ersten Mal diese Sache bemerkt, gefühlt, erlebt?
Wenn es hinter oder unter der Sache / Thema ein tieferes Gefühl oder etwas gäbe, was könnte es sein?
Wenn ich mein Leben noch einmal leben könnte, welche Person würde ich lieber nicht mehr treffen oder welches Ereignis würde ich lieber nicht mehr erleben?

Fragen Sie sich auch dann weiter, wenn nur ein *Ich weiß es nicht* kommt, beispielsweise mit *Was könnte es denn noch sein?*

Verzeihen

Jahrelange körperliche, mentale oder emotionale Leiden oder Beschwerden können sekundäre Blockaden im System hinterlassen, die eine Auflösung völlig verhindern oder ein Symptom immer wieder entstehen lassen. Besonders wenn dieses mit Scham, Schuld, Selbstkritik, negativem Selbstbild oder Selbsthass verbunden ist – wie beispielsweise bei einer Sucht, die vom Süchtigen oftmals als Versagen empfunden wird und mit Scham und Selbstverurteilung gekoppelt ist. Wird die Sucht oder die Abhängigkeit nach anfänglich erfolgreichem EFT aufgelöst, können die unerlösten sekundären Blockaden das Thema – in diesem Beispiel die Sucht – wieder installieren.

In solchen Fällen ist in einem EFT-Durchgang das Sichselbst-Verzeihen für alles Leiden, Versagen, Vermeiden, für alle Verluste, Erfolglosigkeit, Selbsterniedrigungen, Unterwerfungen und Lügen durchzuführen:

Die Einschätzung kann beispielsweise so erfragt werden:

Wie sehr verurteile ich mich dafür, dass …
Wie sehr schäme ich mich dafür, dass …
Wie sehr hasse ich mich dafür, dass …
Wie sehr kritisiere ich mich dafür, dass …

Dann folgen hilfreiche Lösungssätze wie beispielsweise:

Auch wenn ich mich für meine Aufschieberei verurteile, verzeihe ich mir voll und ganz.
Auch wenn ich mich für mein Versagen schäme, verzeihe ich mir voll und ganz.
Auch wenn ich mich für meine Dummheit hasse, verzeihe ich mir das.
Ich verzeihe mir mein Zögern.
Ich verzeihe mir meine Schmerzen.
Ich verzeihe mir meine Überzeugungen bezüglich Gesundheit und Wohlbefinden.
Ich verzeihe mir, so rücksichtslos mit dem Körper gewesen zu sein.

Anderen Personen zu verzeihen ist sinnvoll, wenn Ihnen Schmerzhaftes, Demütigendes, Rücksichtsloses von diesen widerfahren ist. Das gilt auch für die Aussagen von Experten, die Ihnen mitteilten, dass diese Themen nicht leicht zu lösen *(Das braucht jahrelange Therapiemaßnahmen)* oder überhaupt nie zu lösen seien *(Damit werden Sie sich abfinden müssen).*

Mit folgenden Beispielsätzen wird der Karatepunkt geklopft und der Satz dreimal wiederholt:

Ich verzeihe … was sie mir angetan hat.
Ich verzeihe … was mir durch … geschehen ist.
Ich verzeihe … was sie mir gesagt hat und ich deswegen … immer wieder erlebt habe.
Ich verzeihe allen Menschen, die mich zurückgewiesen haben.
Ich verzeihe mir und allen anderen Menschen, die dazu beigetragen haben, dass ich jetzt … erlebte.

Erlauben

Erlauben Sie Ihrem System (Herz, Körper, Unbewusstes, Geist, Seele) ohne Beschränkung, Blockaden, Vergangenheit, Zwang, Angst, Leiden etc. zu leben.

> Mit folgenden Beispielsätzen wird der Karatepunkt geklopft und der Satz dreimal wiederholt:
>
> *Ich erlaube meiner Kreativität, frei zu fließen.*
> *Ich erlaube meinem Herz, ohne Schmerzen zu sein.*
> *Ich erlaube mir frei von Schmerzen zu sein.*
> *Ich erlaube meinem Verstand, klar und brillant zu sein.*
> *Ich erlaube meinem System, angstfrei zu sein.*
> *Ich erlaube meinem System, ohne Beschränkungen zu sein.*

Verdienen und Wertschätzung

Eine unbewusste Blockade im Sinne einer Selbstsabotage kann das Auflösen von Themen verhindern, wenn Sie es nicht »verdient« haben oder es nicht wert sind, gesund, stark, frei, kompetent usw. zu sein.

Ich empfehle Ihnen, Ihre Lösungssätze anfänglich – in den ersten Durchgängen – mit der Verdienst- oder Wertblockade zu ergänzen. Etwa so:

Auch wenn es mir nicht zusteht, frei von Angst vor … zu sein, liebe und akzeptiere ich mich voll und ganz.
Auch wenn ich es nicht verdient habe, attraktiv zu sein, liebe und akzeptiere ich mich voll und ganz.
Auch wenn ich es nicht wert bin, gesund und glücklich zu sein, liebe und akzeptiere ich mich voll und ganz.

Aspekte erforschen

Oftmals sind Blockaden im Unterbewusstsein miteinander verbunden. Die Wurzeln können, wenn zahlreiche Ursachen oder Querverzweigungen bestehen, nach und nach gezogen oder freigelegt bzw. buchstäblich weggeklopft werden. EFT wirkt in einem Geflecht von Wurzeln aus unerlösten Erinnerungen, Verletzungen, Traumata, irrationalen Überzeugungen oder indoktrinierten Glaubenssätzen, indem Wurzel für Wurzel herausgenommen wird, sodass die Sicht klarer, die Situation transparenter wird. Es gibt auch Fälle, in denen sich durch das Auflösen eines Themas mehrere Blockaden auflösen.

Manchmal kann es passieren, dass Sie sich selbst beim EFT als *immer noch nicht besser* oder *fühle mich erleichtert, aber nicht frei davon* einstufen, obwohl Sie EFT in allen Varianten und unter Berücksichtigung aller Möglichkeiten gemacht haben.

Wie kann das sein? Warum funktioniert der Prozess in den meisten Fällen so einfach und versagt in anderen Fällen scheinbar? Eine der häufigsten Ursachen ist, dass Sie zu anderen Aspekten übergegangen sind. Vielleicht kennen Sie es von sich oder anderen Menschen, denen Sie zuhören: Während des Erzählens erscheint eine andere Geschichte, ein Nebenschauplatz, werden andere Einzelheiten eingeschoben und manchmal fragt man sich am Ende, wo und warum die Erzählung eigentlich begonnen hat.

Es zeigt sich, dass manche Probleme viele Teile oder Aspekte besitzen. Diese sind als *getrennte* Themen zu betrachten und für *jeden* Aspekt ist EFT zu machen.

Nehmen wir zum Beispiel an, Sie machen EFT, weil Sie Ihr Arbeiten im Job oder zuhause als zu langsam oder zu umständlich empfinden. Sie können EFT natürlich auf *langsames, umständliches Arbeiten* anwenden, doch es ist unwahrscheinlich, dass damit etwas gelöst wird.

Ein Fehler, der oft gemacht wird, ist, dass man keine präzisen Aussagen formuliert. Mit der generellen Aussage *Langsamkeit am Arbeitsplatz* können Sie keinen Erfolg erzielen. Es ist, als ob Sie von oben auf ein Haus schauen. Das Haus ist der Gesamteindruck. Es besteht aber aus mehreren Stockwerken und in einem der Zimmer ist etwas blockiert. Deshalb wirkt EFT schneller und effizienter, wenn Sie einzelne Aspekte – Zimmer, Stockwerke – nacheinander behandeln.

Fragen Sie in diesem Beispiel besser *Was macht mich so langsam?* Welche Gefühle tauchen jetzt auf, wenn Sie jetzt daran denken, dass Sie langsamer und langsamer werden? Was genau passiert, bevor Sie langsamer werden? Was genau denken Sie, was genau fühlen Sie? Spielt ein anderer Mensch eine Rolle, liegt es an einem speziellen Bereich der Arbeit, an der Tageszeit, dem Wetter?

Angenommen, Ihnen kommt folgender Gedanke: *Ich fühle eine Anspannung; ich denke, ich mache es nicht richtig.* Sie können dann *diese Anspannung* und *es nicht richtig machen* klopfen. Sie können es erweitern auf *meine Angst vor Fehlern* oder jeden anderen Aspekt, der Ihnen passend erscheint.

Wenn diese Aspekte keine Reaktion mehr auslösen, kommen als nächste Fragen *Was kann mich noch lang-*

sam machen? Wer bemerkt, dass ich langsam werde? Was stresst mich noch an der Arbeit? Welche Befürchtungen habe ich?

An dieser Stelle erscheinen vielleicht andere Aspekte, wie *Ich fühle mich immer kontrolliert*, *Es kommt mir vor wie in der Schule* oder *Meine Angst vor Bestrafung* usw. Die Liste kann lang werden. Üblicherweise erscheinen aber nur wenige, handfeste Aspekte. Meine Erfahrung ist, dass es meist einen starken Aspekt gibt, der die anderen Aspekte stützt. Wird er aufgelöst, verlieren die anderen ihre Kraft.

Gut ist, sich anschließend zu testen und sich die Situation noch einmal lebhaft vorzustellen. Im eben beschriebenen Fall können Sie sich selbst am Arbeitsplatz bei der üblichen Arbeit vorstellen.

Auch eine Emotion kann ein Aspekt sein. Möglicherweise tauchen Ärger, Wut, Traurigkeit, Zorn über sich selbst, über andere Beteiligte in der Sache auf. Nehmen Sie diese sofort auf und machen Sie EFT damit. Die Emotionen können die Oberfläche sein (manche Menschen bleiben bei den Emotionen stehen und manche machen es unbewusst als Ablenkungsmanöver, um sich der tatsächlichen Sache nicht zu nähern). Von hier geht es meistens direkt zum Thema.

Bedenken nach dem Prozess

Das ist jetzt hier zwar ganz gut, aber wenn ich draußen bin oder auf der hohen Brücke stehe oder im Flugzeug sitze oder wieder Milch getrunken habe, wird die Angst, der Schmerz, die Allergie bestimmt wieder auftreten.

Halt! Es ist der Gedanke, der die Beschwerden, die negativen Emotionen auslöst. Nach dieser Behandlung hat das System erfahren, dass Gedanken ohne negative Folgen kommen dürfen! Das ist ja das Erstaunliche an EFT: Die Blockade, die sich als Emotion oder psychosomatische Beschwerde zeigt, ist aufgelöst. Wenn etwas doch oder wieder oder stärker als jetzt auftritt, dann ist es ein bisher nicht aufgetauchter Aspekt, den wir nicht behandelt haben.

Der Wert der Beständigkeit

Dauerhaftes Anwenden von EFT bei hartnäckigen oder sich wiederholenden Blockaden bringt Erleichterung, Befreiung, Lösung. Mit jeder Behandlung wird das Problem schwächer, andere Aspekte tauchen auf und können aufgelöst werden. Klopfen Sie alles! Es werden immer weniger Aspekte auftauchen, Sie werden sich immer leichter und freier fühlen.

Sonderformen des EFT

EFT für unterwegs

Unterwegs, in der Öffentlichkeit, am Arbeitsplatz, im Bus: Möglicherweise können Sie das EFT-Ritual nicht immer dann durchführen, wenn Sie es dringend bräuchten. Oft reicht es aber – wenn Sie EFT schon eine Weile machen –, dass Sie die Punkte oder den für Sie wichtigsten Punkt mit sanftem Druck berühren und dabei tief atmen und an das Thema denken.

Manche Menschen klopfen beispielsweise nur den Karatepunkt oder massieren kurz die Einstimmungszone. Im Stau stehend kann es reichen, den Karatepunkt zu klopfen, um gar nicht erst in Stress zu kommen. Und Kinder beispielsweise lernen sich auf einem Punkt zu klopfen, um ihre Aufmerksamkeit im Unterricht zu erhalten.

EFT visualisieren

Erfahrene EFT-Anwender visualisieren sowohl das Massieren der Einstimmungszone als auch das Klopfen. Erfahrungsberichten zufolge werden damit die gleichen Resultate erzielt wie beim berührenden Durchführen der Basissequenz.

Stellvertretendes EFT/ Surrogatklopfen

Besonders Eltern können für Kleinkinder und Kinder EFT machen, wenn Kleinkinder noch nicht geklopft werden können oder die Kinder die Methode nicht gut finden, auch ohne deren Anwesenheit. Hier nimmt beispielsweise ein Elternteil die Rolle des Kindes ein und spricht die Einstimmungssätze wie etwa: *Ich bin (Name des Kindes). Auch wenn ich in der Schule Schwierigkeiten habe, werde ich von meinen Eltern geliebt / bin ich völlig o.k. / bin ich ganz cool.*

Surrogatklopfen können Sie selbstverständlich für Ihren Partner, Ihre Partnerin und für jede Person, die Sie kennen und die Ihre Unterstützung möchte.

Anwendungs-
beispiele

Diese Beispiele stammen aus meiner Praxis und von EFT-Anwendern, die mir ihre Lösungsbeispiele mitteilten. Sie sehen dabei die große Bandbreite der Anwendungsgebiete von EFT und erkennen dabei vielleicht auch Ihre Themen wieder.

Kopfschmerzen

Migräneattacken sind sehr schmerzhaft und beeinträchtigen die Lebensqualität enorm. Die Ursache findet sich oft in innerem Stress, der sich mit EFT abwenden lässt.

»Seit Jahren habe ich Migräne, meistens am Wochenende. Seit dem ersten EFT vor drei Wochen habe ich keine Migräneattacke mehr gehabt. In der vierten Woche kam sie wieder, aber viel sanfter. Ich habe hingesehen. Sie kam bei der Bemerkung meines Mannes, dass wir doch mal wieder seine Mutter besuchen sollten – wie immer am Wochenende. Ich habe sofort EFT damit gemacht und die Migräne war weg. Jetzt, nach sechs Monaten, bin ich immer noch frei davon.«

Fußpilz

Auch bei Hauterkrankungen kann EFT eine große Hilfe sein:

»Ich habe einen massiven Fußpilz und EFT ausprobiert. Die Schmerzen gingen sofort weg, und ich habe ein starkes Strömen in den Füßen gespürt. Am nächsten Tag nässte es stark, und heute beginnt bereits vom oberen Rand junge Haut zu wachsen.«

Im Stau

Die Vorstellung, zu einem wichtigen Termin zu spät zu kommen, löst bei vielen Menschen panikartige Überreaktionen aus. EFT kann hier eine willkommene Sofortmaßnahme sein:

»Ich stand im Stau und bekam totale Schweißausbrüche und Angst, weil ich zu einer wichtigen Besprechung pünktlich sein wollte. Ich machte EFT mit der Angst und dann noch mit den Schweißausbrüchen. Ich machte noch einmal EFT mit dem Satz, dass ich zuversichtlich bin, dass alles gut gehen wird. Endlich im Büro angekommen stellte ich fest, dass alle anderen Besprechungsteilnehmer auch im Stau gestanden hatten und ich nicht die Letzte war, die ankam. Man hatte die Besprechung vorsichtshalber bereits um eine Stunde verschoben.«

Hörvermögen verbessert

EFT lässt sich auch erfolgreich bei Beschwerden einsetzen, die ihre Ursprünge in der Kindheit haben und sich bis in die Gegenwart auswirken.

»Über mein rechtes Ohr hörte ich sehr schlecht. Ich musste immer den Telefonhörer auf die linke Seite halten, da ich rechts nichts verstand. Musik konnte ich so richtig nur über Kopfhörer wahrnehmen. Als ich EFT kennen lernte, beschäftigte ich mich mit dem Hörvermögen des rechten Ohres und erinnerte mich: Vor 30 Jahren, als ich 12 Jahre war, explodierte ein Feuerwerkskörper neben meinem rechten Ohr. Einer der umstehenden Jungen hatte ihn ungeschickt in die Luft geworfen, sodass er genau neben mir herunterfiel.

Etwa 10 Jahre arbeitete ich am Flughafen immer in der Nähe von Jets. Das tat meinem Hörvermögen auch nicht gut. Ich machte dreimal EFT mit einfachen Sätzen wie *Auch wenn mein rechtes Ohr so schlecht hört, …* und *Auch wenn dieser Idiot diesen Kracher direkt neben mein Ohr warf, verzeihe ich ihm voll und ganz und liebe und akzeptiere mich voll und ganz.*

Danach konnte ich etwa 25 % mehr auf dem rechten Ohr hören und mit dem rechten Ohr telefonieren. Mittlerweile höre ich auf beiden Ohren gleich gut.

Stottern

Das Stottern des nervösen sechsjährigen Mark behandelte ich mit EFT. Ich nahm diese Sätze: *Auch wenn ich diese Schwierigkeiten beim Sprechen habe, bin ich cool* und *Auch wenn ich nicht flüssig reden kann, kann ich andere Sachen sehr gut*. Und was ganz wichtig für Kinder ist: *Auch wenn ich nicht flüssig reden kann, haben mich meine Eltern lieb und sind für mich da.*

Nach einigen Durchgängen mit EFT wurde das Stottern erheblich weniger. Es kam zwar am nächsten Tag wieder, aber nicht so heftig und er konnte streckenweise flüssig sprechen. Mark lernte immer dann zu klopfen, wenn das Stottern begann und es wurde deutlich besser. Nach jetzt einem Jahr ist sein Stottern völlig verschwunden.

EFT ist natürlich für alle Schwierigkeiten, die mit Aufmerksamkeit halten, Konzentration, Rechenschwäche, Leseschwäche etc. zu tun haben, einsetzbar.

Tinnitus

Maria hat seit einem halben Jahr »Pfeifen in den höchsten Tönen« in beiden Ohren. Zum Einschlafen und während der Nacht musste sie Musik abspielen, um dieses Pfeifen nicht so laut zu hören. Ärztliche Maßnahmen blieben durchweg ohne Erfolg. Ihre Verzweiflung war derart groß, dass sie bereits mit dem Gedanken spielte, nicht mehr leben zu wollen. Die Stresswerte der aktuellen Ohrgeräusche ergab links eine Zehn und rechts eine Acht.

Es fiel auf, dass sie innerlich sehr aufgeregt war, sodass wir gleich diese Unruhe klopften. Während der dritten Klopfrunde hörte sie im rechten Ohr einen »lauten Knall« (eine innere Entladung), der Wert sank auf eine Sieben. Die nächste Runde brachte erneut einen »Knall«, der Stresswert sank auf eine Sechs, im linken Ohr notierte sie eine Acht.

Die Unruhe (anfangs eine Fünf) war aufgelöst. Wir wendeten uns nun den Ohrgeräuschen im rechten Ohr direkt zu: *Auch wenn mein rechtes Ohr in den höchsten Tönen pfeift, bin ich völlig in Ordnung*. In drei Durchgängen sank das Geräusch über eine Drei auf eine Eins und schließlich auf Null.

Im linken Ohr ergab sich dabei eine Fünf. Wir klopften das Geräusch dann im linken Ohr, das sich in weiteren Durchgängen auf eine Eins einpendelte (Rest eines inneren Stresses).

Maria meinte daraufhin, dass ihr ein neues Leben geschenkt sei und verließ die Sitzung mit dem Hinweis, weiterhin ihre Unruhe oder Stress und erneut auftauchende Geräusche sogleich zu klopfen. Wie sie später erzählte, blieben die Geräusche weitgehend auch die folgenden Tage weg, einmaliges erneutes Auftreten von leichten Anzeichen eines Geräusches konnte sie erfolgreich selbst wieder wegklopfen.

Auch wenn dieser Fall schnell zu einer Lösung kam, gibt es Tinnitus-Fälle, die sich nicht so leicht auflösen bzw. lindern lassen und mehr Ausdauer verlangen, da sich zahlreiche Aspekte hinter diesem Problem verbergen können.

Zahnschmerzen, chronische Schmerzen

Eine andere Patientin berichtete von der erfolgreichen Behandlung durch EFT bei chronischen Zahnschmerzen:

»Nach sechs Jahren heftiger Zahnschmerzen, die mehrfach jährlich auftraten und wegen denen ich mit Antibiotika behandelt wurde, ergab sich keine andere Möglichkeit, als vielleicht diesen oder jenen Zahn zu ziehen. Ein Zahn sollte angeblich schon sehr lose sein, die Wurzel oder eine scheinbare darunter liegende Zyste müsste entfernt werden. Aus Eitelkeit wollte ich den oder die Zähne nicht ziehen lassen. Als der Schmerz eines Nachts wieder einmal kam, heftiger denn je, machte ich einen EFT-Durchgang und dachte mir *Das wird es auch nicht ändern!* Ich schlief nach dem Klopfen ein und wachte am Morgen schmerzfrei und bester Laune auf. Für fünf Stunden war ich schmerzfrei, was sonst mit Antibiotika sechs bis zehn Tage gedauert hatte, bis der Schmerz völlig verschwunden war.

Die nächsten drei Monate machte ich täglich EFT mit der Vorstellung, dass der Zahn wieder heilt und im Kiefer seinen Platz einnimmt, die Wurzel gesund ist etc. Was nun kam, war überraschend. Ich erinnerte mich an den Beginn der Zahnprobleme. Es war genau die Zeit, da ich eine Beziehung mit meinem Partner begann, dessen Tochter mich ablehnte und dies bei jeglicher Gelegenheit demonstrierte, auch vor anderen und mich als überempfindlich und falsch darstellte. Meinem Ärger machte ich nie Luft, da ich ja Therapeutin war. Ärger war also die Wurzel aller Beschwerden. Einmal angesprochen, lösten sich die Beziehungskonflikte auf, die Tochter und ich wurden Freunde. Einige Monate später erwischte ich mich dabei, Nüsse zu essen, genau auf der Seite, wo der ›lose‹ Zahn ist. Keine Spur von Schmerzen oder ›losem‹ Zahn mehr.«

Nackenschmerzen

Melanie hat seit drei Jahren ständige Nackenschmerzen, die sich gelegentlich bis zum unteren Rücken ausdehnen. Sie war in einem Kurs, in dem EFT als mögliche Methode für psychische Störungen demonstriert wird und stimmte zu, die Methode für ihre körperlichen Beschwerden zu versuchen. Auch zu diesem Zeitpunkt hatte sie Nacken- und Rückenschmerzen und verbrachte nun schon einige Stunden in dem Kurs auf einem Stuhl. *Die Schmerzen sind mir unangenehm.* Die Einschätzung der Schmerzen im Moment hatte den Wert 3. Auf die Frage, wie es ihr mit den Medikamenten geht, meinte sie, dass diese den Zustand lindern, aber sie sich wie mit Medikamenten abgefüllt fühle. Das belastete sie mehr als die Schmerzen und die Aussicht, den Zustand noch lange zu haben.

Sie begann mit dem Satz *Auch wenn ich jetzt diese Rücken- und Nackenschmerzen habe, liebe und akzeptiere ich mich voll und ganz.*

Nach einem Durchgang waren sie nur noch schwach wahrnehmbar. Nach einem weiteren Durchgang mit *Auch wenn ich noch etwas Schmerzen spüre, liebe und akzeptiere ich mich voll und ganz* waren keine Schmerzen mehr da.

Auf die Frage, wann die Schmerzen auftraten, ob etwas geschehen ist oder außerordentlich war, erinnerte sie sich sofort.

Da nicht, aber einige Monate vorher ist mein Vater gestorben.

Wenn du jetzt daran denkst, löst das noch etwas in dir jetzt aus?

O ja, es belastet mich seitdem sehr!

Willst du diese Last loswerden?

Ja.

Wie hoch schätzt du die Last ein, die du durch den Tod deines Vaters erfährst?

Das ist eine Acht.

Auch wenn mich der Tod meines Vaters belastet, liebe und akzeptiere ich mich voll und ganz.

Nach einem Durchgang wurde sie wieder nach der Last, die sie meint zu tragen, gefragt.

Ich kann mich daran jetzt gar nicht erinnern. Da kommt nichts. Das ist eine Null.

Der Kurs ging weiter. Nach einer Stunde wurde sie noch einmal nach den Schmerzen gefragt.

Ich fühle nichts. Das kann doch nicht wahr sein!

Und was ist mit dem Vater?

Er ist gestorben, da kommt nicht mehr das Gefühl von zuvor.

Aggressionskonflikt

Pia hatte eine wichtige Position in einem Unternehmen. Seit Wochen machten ihr Aggressionen am Arbeitsplatz zu schaffen, die ihre Leistungen beeinträchtigten. Sie mochte manche Tage überhaupt nicht mehr arbeiten und wollte EFT dazu nutzen, die Emotionen abzubauen und herauszufinden, was die Ursache dafür war. Auf die Frage, wann oder wo und vielleicht in Verbindung mit wem die Aggressionen erstmals auftraten, erinnerte sie sich an die fast täglichen Besprechungen wegen Beschaffungsplänen.

Wie stark sind denn die Aggressionen und wann genau beginnen sie?

Sie sind stark, eine Acht, und wenn ich jetzt daran denke, dann kommen sie immer auf dem Weg zur Besprechung.

Gibt es einen Zusammenhang zwischen dem Thema der Besprechung oder den anwesenden Kollegen?

Es ist vor allem, nein, es ist der eine Kollege, der mir gegenüber so abweisend und kritisierend ist.

Pia kannte EFT. Auf dem Weg zur nächsten Besprechung hielt sie auf dem Flur an und begann zu klopfen mit *Obwohl ich jetzt aggressiv werde, weil ich gleich Herrn X begegne, liebe und akzeptiere ich mich voll und ganz.*

Sie machte drei Durchgänge, bis sie völlig ruhig und gelassen war.

Als sie in den Besprechungsraum kam, schaute sie ihren Kollegen freundlich und offen an. Noch etwas verwirrt begann sie ihre Präsentation.

Ihr Kollege war nie wieder brüsk, seine Kritik wandelte sich in Hinweise. Pias Aggressionen sind nicht mehr aufgetaucht, der Widerstand gegen die Arbeit ist verschwunden.

Panik beim Zahnarzt

Der Besuch beim Zahnarzt ist für viele Menschen Anlass zu innerer Unruhe, der ebenfalls mit EFT zu begegnen ist:

»Ich konnte EFT erfolgreich beim Zahnarzt anwenden, wovor ich fast immer Panik hatte. Diesmal hatte ich vorher geklopft. Ich war ganz ruhig und verspürte auch keine Schmerzen; das war ja eine tolle Überraschung!«

Allergie

Renate wurde wegen einer Haselnussallergie behandelt. Sie wollte so gern wieder Haselnussschokolade essen, aber die Folgen des Genusses waren mehr als unangenehm. Normalerweise stellten sich Hautausschlag, Pickel und Rötungen ein. Nach drei Durchgängen (15 Minuten) schlug die Behandlung an. Renate nahm eine Haselnuss zu sich. Es kam zu einer geringfügigen Reaktion. Nach einem weiteren Durchgang und dem Verzehr einer weiteren Haselnuss blieben die Folgen gänzlich aus.

Zu Allergien sollte man Folgendes wissen: Eine Allergie ist eine Abwehrreaktion des Immunsystems. Das Immunsystem entscheidet aufgrund einer Fehlinformation, dass eine Substanz oder mehrere Substanzen gefährlich sind. Eine einfache Methode, das Immunsystem zu stärken, ist EFT mit entsprechenden Lösungssätzen zu machen. *Auch wenn ich bisher auf … allergisch reagierte, …, Das Immunsystem wird jetzt gestärkt und wird stark bleiben* oder *Ich entscheide, dass das Immunsystem stark ist und mit jeglicher Substanz umgehen kann. Kein Stoff, keine Subtanz kann mir schaden.*

Wenn es zu einem gestärkten Immunsystem kommt, was in vielen Fällen durch EFT erreicht wurde, könnte es überraschenderweise auch zu einer stärkeren Abwehrreaktion kommen. In diesem Fall wurde dann vergessen, dass es auch die »phobische« Allergie gibt. Sie entsteht durch den Glauben oder die Überzeugung, dass eine Substanz zu einer Abwehrreaktion führen kann. Oftmals wird diese phobische Allergie durch die Aussagen von Experten gestützt.

Es ist deshalb empfehlenswert, EFT zusätzlich mit *Auch wenn ich fest daran glaube / überzeugt davon bin / von allen Seiten höre / mir … gesagt hat / überall darüber berichtet wird, dass … eine Allergie bei mir auslöst, bin ich völlig in Ordnung. Ich entscheide, dass diese Aussagen nicht mehr zutreffen* zu machen.

Verletzungen

Auch bei akuten Verletzungen, die durch eine Außeneinwirkung eintraten, kann EFT helfen, die Schmerzen zu lindern oder gänzlich von ihnen zu befreien.

»Neulich klemmte ich mir einen Finger in der Tür ein. Meine erste Reaktion war, dass ich schreien wollte. Doch ich konnte es abfangen und begann zu klopfen:

Auch wenn mein Finger grausam schmerzt, …

Auch wenn der Schmerz unerträglich ist, …

Auch wenn ich vor Schmerzen nicht mehr klar denken kann, …

Innerhalb von drei Minuten war der Schmerz auszuhalten, die Erinnerung wurde schwächer und schwächer. Ich machte weiter EFT wegen der möglichen Folgen.

Auch wenn der Finger normalerweise stark anschwellt, weil sich das Blut staut, wähle ich, das Blut zu kontrollieren.

Auch wenn der Schmerz normalerweise schlimmer und schlimmer wird, entscheide ich mich, keinen Schmerz zu spüren.

Nach zehn Minuten war der Vorfall fast vergessen. Ich verbrachte die folgende Nacht ohne jeglichen Schmerz. Am nächsten Morgen war nur eine leichte Verfärbung am Fingernagel zu sehen. Ich konnte den Finger normal bewegen und ihn berühren.«

Bluthochdruck

Jenny hatte ein Blutdruckmessgerät dabei, als sie EFT ausprobieren wollte. Ihre Werte waren 148/108. Nachdem einige Aspekte ihres Lebens geklopft waren, bemerkte sie, dass sie die langen Arbeitszeiten ihres Partners ärgern. Die Sätze waren:

Auch wenn ich scheinbar meinen Blutdruck nicht kontrollieren kann, …

Auch wenn er immer arbeitet und es mich belastet, dass ich mich allein um unser Kind kümmern muss, …

Auch wenn mich das so ärgert, …

Auch wenn seine Arbeitszeit nicht gut für uns ist, …

Der Blutdruck änderte sich nicht. Ihr wurde empfohlen, EFT ab jetzt täglich mehrfach zu machen. Sie rief allerdings schon nach einigen Stunden an und berichtete, dass ihr Blutdruck jetzt 125/82 sei. Sie kontrollierte ihren Blutdruck täglich, der sich seitdem nicht mehr erhöhte.

EFT und Abnehmen

Eine Klientin war ziemlich übergewichtig, aber eigentlich nicht unglücklich mit ihrer Figur. Sie war eine sehr aktive und sportliche Person – deshalb war es seltsam, dass sie so viele Kilos mit sich herumtrug.

Probleme mit den Kniegelenken waren ihre Motivation zum Abnehmen und sie hatte es schon mit allem Möglichen probiert und war immer erfolgreich bis zu dem Punkt, wo trotz aller Bemühungen ohne erklärbaren Grund das Gewicht wieder zunahm.

Da wir vor einiger Zeit mit EFT mit vollem Erfolg ihre uralte Flugangst beseitigt hatten, wollte sie nun auch ihr Gewicht mit EFT angehen.

Schon nach ein paar Klopfsequenzen mit *Auch wenn ich nicht weiß, warum das Abnehmen funktioniert, …* und *Auch wenn ich keine Ahnung habe, warum, nachdem die Kilos weg sind, sie plötzlich wiederkommen, bin ich völlig in Ordnung* tauchten durch das Klopfen plötzlich Bilder auf. In ihrem Familien- und Bekanntenkreis waren fast alle Leute, die abgenommen haben und schlank geworden sind, krank geworden und kurze Zeit später gestorben. Das zumindest sagte ihr ihre selektierte Erinnerung.

Als wir auf diesen Punkt gestoßen sind, fiel es ihr wie Schuppen von den Augen: Abnehmen und schlank werden bedeutet krank werden und sterben! Wir haben dann mit diesen Glaubenssätzen und Ängsten noch EFT gemacht und seither purzeln die Kilos.

Unfälle

Nach den Erfahrungen mit beinahe oder tatsächlichen Unfällen mit oder ohne Verletzungen gibt es einige Leitsätze, um diese mit EFT schnell und wirkungsvoll zu behandeln, damit mögliche Schmerzen nicht oder sehr gemildert auftreten.

Erinnern Sie sich daran, EFT für alles anzuwenden. Wenden Sie es **sofort** an, nachdem Sie die sonstigen nötigen Vorkehrungen wie Notruf oder erste Hilfe getroffen haben. Warten Sie nicht, bis Sie beispielsweise nach einem Sturz oder Unfall nach Hause gekommen sind. Lassen Sie einmal die Scham und Scheu beiseite, in der Öffentlichkeit zu klopfen oder visualisieren Sie das Klopfen, es hilft manchmal genauso gut. Mit jedem dummen Sturz oder jeder Verletzung kommt oftmals auch das Gefühl oder der Gedanke des Peinlichen oder der Verlegenheit. »Dass mir das hier und überhaupt passiert!« Diese Zustände sind mit zu behandeln. Wenn sie aufgelöst oder angesprochen werden, lösen sich Schmerzen bemerkenswert schnell auf. Eine Analogie ist das Verzeihen.

Spüren Sie danach andere Aspekte auf und machen Sie damit EFT. So wie:

Auch wenn ich wie ein Idiot aussehe, der nicht mal richtig Fahrrad fahren kann und im Gully stecken bleibt und stürzt, …

Auch wenn ich wie Käfer auf dem Rücken gelegen und gezappelt habe, …

Auch wenn ich mich vor allen blamiert habe, …

Sollte der Gedanke auftauchen, dieses oder jenes nie wieder zu tun (Skifahren, Radfahren, Joggen, Fenster putzen…), weil Sie nun Angst davor haben, machen Sie auch damit EFT. Denken Sie an die Gedanken oder Gefühle vor dem Ereignis. Das kann einen wertvollen Hinweis auf die mögliche Ursache des Ereignisses geben. Vielleicht haben Sie beispielsweise weitergearbeitet, obwohl Sie längst eine Pause machen wollten. Oder Sie ärgern sich über xy, der Sie von der Stufe, über die Sie gestolpert sind, ablenkte. Vielleicht ist es aber auch der Blutzuckermangel, weil Sie nicht genug und rechtzeitig gegessen hatten, der Sie schwach machte und Ihnen deshalb der schwere Gegenstand aus den Händen auf den Fuß fiel. Oder die Ungeduld, die dazu führte, dass Sie zu schnell über die Kreuzung gefahren sind und dann war da plötzlich dieses Auto vor Ihnen…

Machen Sie mit allen diesen Aspekten EFT. Es kann zu mehr Aufmerksamkeit bei der nächsten Gelegenheit führen und den Ursprungsaspekt restlos auflösen.

Libido nach Menopause

Ihre Libido habe sich seit der Menopause völlig verflüchtigt, klagte Johanna. Zuvor hatte sie normale, regelmäßige Lust und erfüllten Sex. Jetzt vermisste sie es manchmal schmerzlich, manchmal war es ihr völlig egal. Sie bekam eine telefonische EFT-Beratung und klopfte sich selbst nach den Vorgaben:

Auch wenn ich so eine schwache Libido habe und kaum mehr Lust bekomme, …

Ich erlaube meinem Körper, sich sexuell zu erregen.

Ich bin bereit für erfüllten Sex.

Johanna sollte dieses EFT ab jetzt dreimal täglich machen. Sie sollte sich alle aufkommenden Gefühle und Gedanken zu dem Thema für die nächste EFT-Sitzung aufschreiben.

Nach einer Woche allerdings kam die Nachricht, dass sie mittlerweile schon dreimal Sex in einer Woche hatte, anstatt zweimal im halben Jahr. Ihr war aufgefallen, dass sie sich in der Rolle derer sah, die immer die Initiative ergriff und es war ihr irgendwann zu viel geworden. Trotzig hatte sie auf ihren Partner gewartet und bei den kleinsten Anzeichen sich sogar widersetzt und Lustlosigkeit vorgegeben. Im Gespräch mit ihrem Partner wurde ihr klar, dass es nur ihre Vorstellung, nicht aber die Realität war, dass sie immer die Initiative ergriffen hatte. Und dass sie von ihm erwartete, dass er den ersten Schritt tun sollte. Das sei nun vorbei. Beide dürften den Anfang machen.

Wenn EFT nicht funktioniert

Switching oder neurologische Desorganisation

Manchmal greift EFT nicht oder funktioniert nur sehr langsam. Dann kann ein so genanntes Switching vorliegen. Switching ist eine energetische Störung: Darunter wird eine neurologische Desorganisation der linken und rechten Gehirnhälften verstanden. Es wird eine Störung der Polarität des Körpers vermutet.

Manche Menschen leiden unter Switching, das beim EFT in der Regel unmittelbar im Zusammenhang mit bestimmten Themen oder Problemen auftritt – also akut, wenn beispielsweise eine schmerzhafte Erinnerung angesprochen oder behandelt wird.

Switching kann auch durch Stress, Kontakt mit toxischen Substanzen, fehlerhafte Bewegung, Laufen in schlecht sitzenden Schuhen und/oder hochhackigen Absätzen, elektromagnetische Überbelastung oder übermäßige sportliche Aktivitäten ausgelöst werden.

Als Symptom treten manchmal ungeschickte Bewegungen, gestörte Bewegungskoordination, räumliche Desorientierung oder Wortverwechslungen auf und EFT zeigt einfach keine oder nur sehr wenig Wirkung.

Um ein Switching auszuschalten, gibt es die folgende einfache Übung.

Es ist eine zweiminütige Methode, die sich auch als genereller Auftakt für Ihr EFT eignet. Damit können momentaner Stress, Aufregung, Verwirrung oder Emotionalität abgebaut werden:

- Setzen Sie sich auf einen bequemen Stuhl.
- Legen Sie die Beine in Höhe der Knöchel übereinander, das linke Bein über das rechte.
- Strecken Sie die Arme nach vorne aus, die Handflächen berühren sich.
- Drehen Sie die Handflächen nach außen, die Daumen zeigen nach unten.
- Legen Sie die rechte Hand über die linke Hand und verschränken Sie die Finger beider Hände miteinander.
- Beugen Sie die Arme zum Körper hin, sodass die gefalteten Hände auf der Brust liegen.
- Legen Sie die Zunge hinter die Zähne an den Gaumen und atmen Sie mit dem Gedanken Gleichgewicht oder Balance durch die Nase ein.
- Atmen Sie durch den Mund aus, wobei die Zunge wieder unten ruht.
- Schließen Sie die Augen und atmen Sie mindestens 8-mal ein und aus und ruhen Sie in dieser Position 1 Minute.

Die Übung hilft auch bei jeglicher Aufregung und Angst vor bevorstehenden Situationen, also beispielsweise bei Lampenfieber, Prüfungs- oder Versagensangst und konflikthaften Begegnungen.

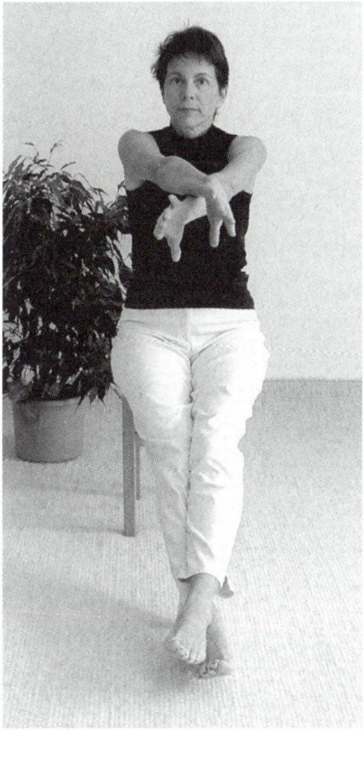

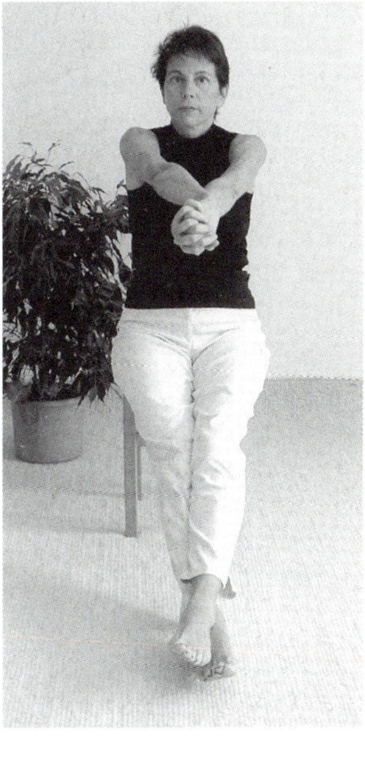

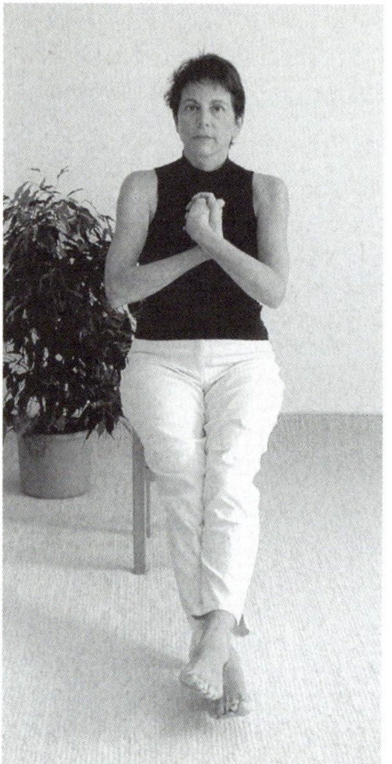

Die psychologische Umkehr oder Selbstsabotage

Roger Callahan entdeckte das nach ihm benannte *Callahnsche Gesetz* – heute bekannt als psychologische Umkehr (psychological reversal). Er hatte Klienten, bei denen sich kein Fortschritt einstellen wollte. Selbst wenn sie sich beispielsweise bewusst dafür entschieden hatten, ein schädliches Verhalten aufzugeben oder sich wünschten, gesund, erfolgreich, stark, selbstbewusst und glücklich zu sein, erfuhren oder taten sie immer wieder genau das Gegenteil.

Nach den Erfahrungen nicht nur von Gary Craig, der Tausenden Menschen mit EFT half, sondern auch unzähligen EFT-Anwendern, kommt es vor allem bei Süchten, Depressionen und degenerativen Erkrankungen in 90 Prozent der Fälle zu einer psychologischen Umkehr. Auch viele immer wiederkehrende unerwünschte Situationen, Leistungsblockaden, Erfolgsblockaden (*Immer wieder mache ich …* oder *Immer gerate ich in die gleiche Situation*) haben als Wurzel eine psychologische Umkehr.

Von psychologischer Umkehr spricht man, wenn die intellektuell positiv bewerteten Ziele unbewusst abgelehnt, ja sogar blockiert werden. Dies kann Ausdruck eines tief sitzenden Selbstblockade- oder gar Selbstzerstörungsprogramms sein. Negative Wünsche, Skepsis, Verwünschungen oder Verfluchungen spielen dabei oft eine große Rolle. Auch Einflüsse aus dem Informationsfeld der Herkunftsfamilie bestimmen die Gefühle, das Denken und Verhalten. Sie wirken wie ein »Bann« und sind Veränderungs- oder Heilungsblockaden. Sie können jegliche therapeutische Maßnahme unmöglich machen.

Erst wenn diese Umkehr aufgehoben ist, wird die Blockade aufgelöst sein.

Das Unterbewusste bringt Gedanken und Verhaltensweisen hervor, die das Gegenteil dessen sind, was wir normalerweise als unsere Ansicht, unsere Denkweise und unser Verhalten bezeichnen würden.

Das ist der Grund, warum einige Menschen nicht abnehmen können, süchtig bleiben, Angst- und Panikzustände nicht loswerden, ständig Schmerzen haben oder auch Gewohnheiten nicht ablegen können.

Psychologische Umkehr oder auch das so genannte mentale Switching heißt: Intellektuell (verstandesmäßig) positiv bewertete Ziele (*Ich werde nicht mehr so viel essen!*) werden durch das Unbewusste blockiert. Das Unbewusste aber sagt: *Wenn ich nicht viel bekomme, verhungere ich.*

Eine Frau, die wegen Übergewicht durch regelmäßige Völlerei EFT versuchte, äußerte nach einigen Durchgängen: *Es geht ja gar nicht ums Essen. Ich möchte etwas in meinem Bauch haben.*

Und nach einem weiteren Durchgang mit *Auch wenn ich noch nicht weiß, was ich im Bauch haben möchte, …* sagte sie, dass sie eigentlich schwanger sein möchte.

Viele Menschen haben zahlreiche Blockaden und Einschränkungen zu den unterschiedlichsten Themen in sich gespeichert, die dann auch noch mit viel emotionaler Intensität verbunden sind. Denken Sie nur einmal daran, wie schwer es Ihnen fällt, abzunehmen, sich mehr zu bewegen, das Rauchen aufzuhören oder andere unangenehme Aufgaben zu bewältigen oder mit dem ungeliebten Computer zu arbeiten.

Bei solchen Themen fallen einem meist eine ganze Menge unangenehmer Gefühle ein, die man ganz sicher nicht haben will. Deshalb vermeidet man solche unangenehmen Situationen, solange es eben geht. Aber manchmal geht es eben nicht mehr und man muss sich der Situation stellen. Die Psychologen bezeichnen dies als das Verlassen der Komfortzone. Manchmal sogar, eben wenn die unangenehmen Gefühle so stark sind, dass man glaubt, es nicht mehr aushalten zu können, vermeidet man weiterhin das, was man eigentlich tun sollte, aber nicht kann.

Offensichtlich ist das Unterbewusste stärker als der Verstand. Wissenschaftler haben herausgefunden, dass das Unterbewusstsein die Entscheidung schon getroffen hat, *bevor* der Verstand sich entschieden hat, eine Handlung ausführen zu lassen. Wir tun also nur das, was unser Unterbewusstsein bereits beschlossen hat, in dem Glauben, es wäre die Entscheidung unseres bewussten Verstandes.

Ist die Energie durch eine Erfahrung, eine Überzeugung, einen Glaubenssatz, ein Trauma gestört, finden wir eine Energieblockade vor. Mit EFT lässt sich diese Blockade auflösen und als Folge löst sich das Symptom auf oder die Verhaltens- oder Denkgewohnheiten verändern sich.

Eine psychologische Umkehr hindert uns schließlich auch daran, Lösungen zu erkennen, selbst wenn wir das Wissen dazu haben. Sie verhindert auch, dass wir Lösungen umsetzen, obwohl wir eigentlich die Fähigkeiten dazu besitzen. *Abnehmen ist gesund – klar, aber ich kann einfach meine Ernährung nicht umstellen, ich schaffe es nicht!*

Die psychologische Umkehr ist, einfach gesagt, der Grund für selbstzerstörerisches Verhalten. Das negative Denken oder die Selbstsabotage verursacht keine Empfindungen, die wir wahrnehmen können, und bleibt deshalb unerkannt. Wird sie erkannt, werden sich die meisten Menschen sofort weigern, etwas dagegen zu unternehmen, weil das Unterbewusste allen Widerstand aufbietet. Glaubenssätze und Überzeugungen sind stärker als jeder Wille.

Ein Beispiel:

Glaubenssatz: *Ich bin nicht gut genug.*
Folge: *Ich bin in einer schwierigen Beziehung, in der ich ausgenutzt werde.*
Folge: *Ich bin unglücklich und verzweifelt.*
Folge: *Ich habe oft Kopfschmerzen und Nierenprobleme.*

Auf die Frage *Wollen Sie glücklich sein?* lautet die Antwort normalerweise *Ja*. Bei der psychologischen Umkehr kommt jedoch beispielsweise die Antwort: *Ich weiß nicht, ob ich jemals glücklich sein werde.*

Glaubenssatz: *Ich verdiene es nicht, glücklich zu sein* (vielleicht ein Bündnis mit unglücklichem Elternteil). *Ich schäme mich für eine Handlung und daher bin ich es nicht wert, glücklich zu werden.*

Sie können sich gegen die psychologische Umkehr wehren und sich über sie hinwegsetzen, doch das kostet viel Kraft und ist langfristig keine zufrieden stellende Lösung. Die psychologische Umkehr lässt sich durch das Behandeln zweier Punkte korrigieren – der Einstimmungszone oder des Karatepunkts – und des EFT-Lösungssatzes.

Sie suchen bei EFT nicht nach der psychologischen Umkehr, indem Sie krampfhaft oder therapeutisch nachfragen oder analysieren. Sie lassen sie unbehelligt und beschäftigen sich nur mit den energetischen Blockaden, mit der Erscheinung eines Symptoms. Das dauert 2 bis 4 Minuten in einer EFT-Basissequenz, die möglicherweise einige Male wiederholt werden muss.

Entschleiert sich dabei sogar die psychologische Umkehr, auch gut, dann machen Sie mit ihr EFT.

Nach dem Auflösen eines generellen Schmerzes in den Beinen, der eine Person stark und lange beim Gehen behinderte, äußerte diese: *Ach, jetzt spüre ich etwas Angst.* Auf die Frage, wo die Angst spürbar ist: *Hmm, da ist ja Angst in den Beinen.* Dann wird die Angst in den Beinen mit EFT behandelt. *Auch wenn ich Angst in den Beinen spüre, …* und *Auch wenn die Beine jetzt sehr schwach oder schwer sind, …*

Wenn die Angst aufgelöst ist, kann nachgefragt werden, ob es dafür einen konkreten Grund gibt. *Woran erinnert Sie diese Situation? Kommt da eine Person oder eine Begebenheit vor?* Wenn nichts gefunden wird, kann mit dem Satz *Auch wenn ich jetzt keine Antwort weiß, ...* EFT fortgesetzt werden.

Wenn nicht schon jetzt, dann doch meistens eine Woche später erinnert sich die Person an eine Situation, einen Menschen oder eine Überzeugung, die in ihrem Bewusstsein aufgetaucht ist.

Aus dem Glaubenssatz *Ich darf mich nicht so weit weg von zuhause entfernen* (hatte die Mutter immer wieder gesagt) entstand im eben beschriebenen Fall eine psychologische Umkehr oder Selbstsabotage, die ein Entfernen von »zuhause« blockierte und damit Schmerzen in den Beinen erzeugte. Sie kann dann im weiteren Prozess durch Erlauben und Verzeihen der Mutter korrigiert werden.

Die häufigsten Arten der psychologischen Umkehr oder Selbstsabotage

Massive Umkehrung

Sie beeinträchtigen die Hauptaspekte des Lebens vor allem in den Bereichen, in denen ständig nichts klappt, alles schiefläuft oder nie etwas erreicht wird – so scheint es. Diese Menschen machen den Eindruck, als wollten sie unglücklich sein. Auch wenn sie glauben, glücklich oder erfolgreich sein zu wollen, provozieren sie durch ihr Verhalten genau das Gegenteil. Sie lehnen gute Gelegenheiten ab, verpassen sie oder kommen zu spät. Sie können die Gunst der Stunde nicht erkennen und konzentrieren sich lieber auf den vielleicht einzigen negativen Aspekt der Situation (Ort, Uhrzeit, Umstände, Wetter, Mitmenschen passen nicht). Im schlimmsten Fall suchen sie sich aktiv die negativen Situationen aus – ständig unglückliche Beziehungen, die ungünstigste Situation, chronische Depressionen, wiederkehrende Schulden, Entlassungen, Suchtprobleme.

Auch wenn ich Probleme/Grenzen/Mängel/Widerstände habe, ...

Tief sitzende psychologische Umkehrung

Diese Menschen wollen etwas verändern, glauben jedoch, dass ihr Problem zu groß sei, zu übermächtig oder zu sehr Teil ihres Lebens (Karma, Schicksal, Unbedingtheit, Los), als dass es gelöst werden könne. Sie halten auf einer unbewussten Ebene daran fest, dass es keinen Ausweg gibt. Gepaart mit mangelndem Selbstvertrauen und der Unmöglichkeit, das Leben ohne dieses Problem zu visualisieren, bleibt das Problem weiterhin bestehen.

Auch wenn ich keinen Ausweg/keine Möglichkeit sehe, …
Auch wenn ich gleichzeitig weiß, dass es viele Menschen gibt, die so etwas nie erleben, …

Spezifische Umkehrung

Sie kommen am häufigsten vor und sind meistens mit einer bestimmten Situation gekoppelt: Höhenangst, Flugangst, Spinnenphobie. Hier muss nur diese Situation bearbeitet werden – keine anderen Hintergründe sind zu erforschen. Zuerst muss aber die Frage positiv beantwortet werden, ob Sie jetzt bereit sind, das Problem loszulassen. Denn wenn Sie jetzt blockiert sind, werden Sie nicht in der Lage sein, loszulassen.

Auch wenn ich nicht daran glaube, dass das aufhören kann und ich Angst vor einer Veränderung oder dem Loslassen des Themas habe, …

Dann beschäftigen Sie sich beispielsweise mit Einzelheiten der Geschichte: Wo, wann, was genau ängstigt Sie? Die sechs Beine einer Spinne oder ihre Bewegung? Mit der Antwort machen Sie sofort EFT.

Verdienst- und Erlaubnisumkehrung

Hier stehen die Glaubensmuster oder spezifische Probleme im Vordergrund. Es geht darum, ob der Mensch glaubt, dass er es verdient, sein Problem zu lösen, ob er es sich selbst erlaubt. Wenn jemand unter einer schweren Schuld leidet, will er vielleicht davon wegkommen, aber möglicherweise sagt das Unterbewusstsein: *Du hast es verdient, dich schuldig zu fühlen und darunter zu leiden.* Hier muss erst das Thema geklopft werden, was genau Sie verdienen, erhalten dürfen. Erst dann kann die Schuld behandelt werden.

Entsprechende Lösungssätze haben Sie bereits bei der Beschreibung der Methode kennen gelernt, dem Erlauben, dem Verdienen.

Wiederkehrende Umkehrung

Nach ersten, vielleicht großen Fortschritten ist das ursprüngliche Stressniveau, die emotionale Belastung, die körperliche Störung wieder da. Hier ist es nicht zum Stillstand gekommen – das ist wichtig zu erkennen. Die Behandlung ist effektiv, es liegt also kein Versagen Ihrerseits vor. Es ist jedoch Geduld nötig: Sie müssen wieder von vorne beginnen und die Sätze *möglicherweise täglich und für viele Tage neu oder anders formulieren.*

Jegliche Möglichkeit einer Sabotage ist zu bedenken und aufzulösen. Das trifft besonders bei einer Sucht zu.

Mit der Praxis erkennt man immer schneller, welche Umkehrung jetzt blockiert, sabotiert.

Auch wenn das immer wieder kommt und ich es schon aufgegeben habe, …

Miniumkehr

Der Prozess bleibt beispielsweise beim Wert 1 – 3 stecken. Hier wird mit dem Klopfen des Gamutpunkts der Einstimmungssatz oder der Widerstand benutzt.

Auch wenn ich es immer noch nicht ganz loslassen/aufgeben kann, …

Beispielsätze für eine vermutete psychologische Umkehr

Auch wenn mein Problem so groß und unüberwindlich ist, …
Auch wenn ich mir nicht sicher bin, dass ich ohne das Problem leben kann, …
Auch wenn ich lieber mit dem Problem lebe, …
Auch wenn ich vergesse, dass ich wegen meines Problems etwas tun kann, …
Auch wenn ich es nicht wert bin, … zu werden, …
Auch wenn ich nicht glaube, dass mir … helfen kann, …
Auch wenn ich es nicht für möglich halte, diese … loszuwerden, …
Auch wenn ich nicht in der Lage bin, noch einmal etwas Neues anzufangen, …
Auch wenn ich mir nicht vorstellen kann, wie es ohne … ist, … Auch wenn ich glaube, dass ich dieses Problem nie lösen werde, … Auch wenn ich meine, bei dieser Prüfung nicht gut genug zu sein, …
Auch wenn ich mit allen meinen Begrenzungen und Problemen lebe, …

Ich liebe und akzeptiere mich voll und ganz, auch wenn ich dieses Problem – egal aus welchen Gründen – für den Rest meines Lebens / noch einmal / irgendwann im Leben haben werde.
Ich liebe und akzeptiere mich voll und ganz, jetzt und zu jedem Zeitpunkt in der Zukunft, obwohl dieses Problem – egal aus welchen Gründen – vielleicht wieder auftreten wird.
Ich liebe und akzeptiere mich voll und ganz, ungeachtet jeglicher Ursachen oder Themen, die dem Problem zugrunde liegen und mich an der Lösung der Sache irgendwann hindern mögen.

EFT-Ablauf auf einen Blick

1 Problem/Thema genau beschreiben.

2 Skalierung 0 …. 10 schätzen.

3 Einstimmungssatz finden und formulieren.

4 Einstimmungssequenz: Einstimmungszone massieren oder Karatepunkt klopfen und Einstimmungssatz 3-mal wiederholen.

5 Klopfsequenz: Alle Punkte klopfen und Kurzform des Themas aussprechen.

6 Gamutsequenz: Auf Gamutpunkt andauernd klopfen, nicht sprechen. Kopf gerade halten.

Augen zu.
Augen auf, links unten und dann rechts unten auf den Boden schauen.
Augen rollen links herum und rechts herum.
Summen einer Melodie, nicht singen (ca. 5–7 Sekunden).
Laut zählen von 1 bis 5.
Noch einmal summen.

7 Klopfsequenz noch einmal machen: Alle Punkte, Kurzform aussprechen.

8 Skalierung erneut schätzen.

Wenn das Thema nicht aufgelöst werden konnte: wiederholen Sie den alten Einstimmungssatz oder formulieren Sie ihn neu. Beginnen Sie dann erneut mit dem EFT-Durchgang.

Über den Autor

Erich Keller, 1949 geboren, hat eine Ausbildung in humanistischer Psychotherapie und EFT. Er ist als Coach tätig und gibt individuelle Beratungen sowie Seminare. Als Dozent am Institut für angewandte Psychologie hält er auch Vorträge. Er hat bereits mehrere erfolgreiche Titel zum Thema EFT veröffentlicht, darunter *Endlich frei!*, *Endlich frei in der Partnerschaft* und *Erfolgsblockaden auflösen durch EFT*.

Wenn Sie mich wegen Trainings, Kursen, Einzelsitzungen oder zur Lösung eines Themas kontaktieren möchten:

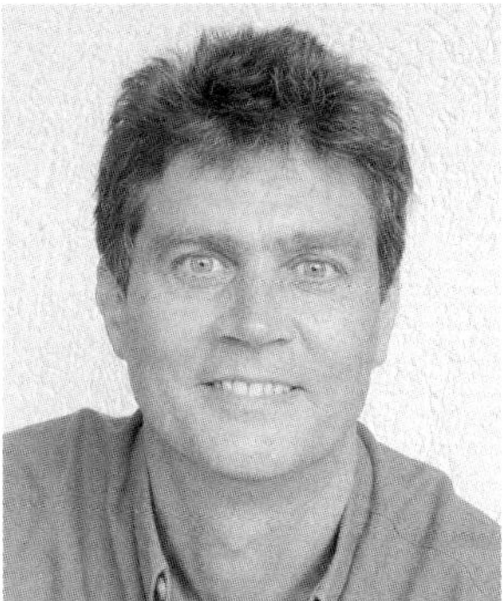

www.erich-keller.de
eft@erich-keller.de
erich-keller@gmx.de

Adressen

Wenn Sie einen EFT-Practitioner wegen Einzelsitzungen oder Kursen in Ihrer Umgebung suchen, empfehle ich diese Webseiten:

http://www.eft-dach.org
http://www.eft-info.com
http://www.therapeuten.de
http://www.eft-netzwerk.de

Gary Craigs Webseite: http://www.emofree.com

Literaturhinweise

Weitere Titel des Autors sind:

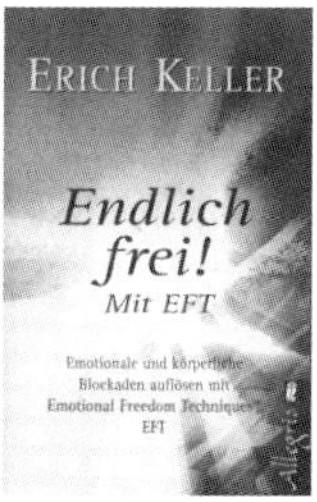

Endlich frei. Emotionale und körperliche Blockaden auflösen mit Emotional Freedom Technik EFT. 186 Seiten, Broschur, Ullstein Taschenbuchverlag 2005

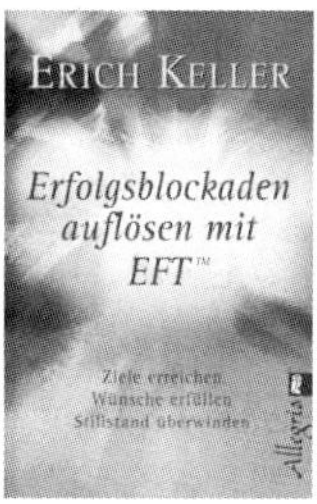

Erfolgsblockaden auflösen mit EFT. Ziele erreichen, Wünsche erfüllen, Stillstand überwinden. 224 Seiten, Broschur, Ullstein Taschenbuchverlag 2007

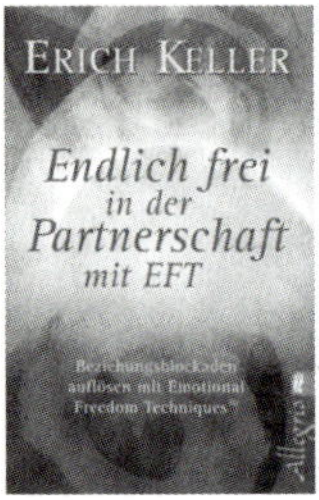

Endlich frei in der Partnerschaft. Beziehungsblockaden auflösen mit Emotional Freedom Techniques EFT. 192 Seiten, Broschur, Ullstein Taschenbuchverlag 2008

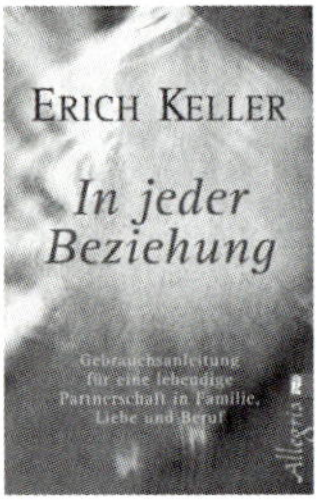

In jeder Beziehung. Gebrauchsanleitung für eine lebendige Partnerschaft in Familie, Liebe und Beruf. 224 Seiten, Broschur, Ullstein Taschenbuchverlag 2008